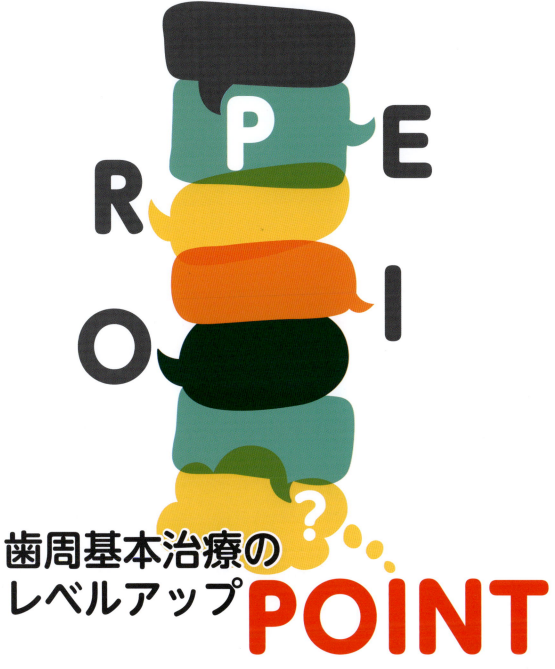

歯周基本治療のレベルアップ POINT

臨床記録の読み方、症例の見方、骨欠損の治し方

片山奈美 歯科衛生士　斎田寛之 歯科医師

デンタルダイヤモンド社

刊行にあたって

　近年、歯周基本治療は見直されている傾向にあります。歯周組織再生療法で骨縁下欠損を治すのもすばらしい治療ですが、歯周基本治療で歯周ポケット、さらには骨縁下欠損が改善すれば、それは患者にとっては外科的侵襲の機会が減るというメリットがあります。また、術者側としても、歯科衛生士が自分自身で患者を治癒に導くというすばらしい経験をすることができるというメリットがあります。一度この経験をすると、歯科衛生士という仕事が楽しくてやめられなくなるに違いありません。歯周基本治療は、まさに歯科衛生士のみなさんが最も輝ける場であるといっても過言ではありません。

　そのような経験を一人でも多くの歯科衛生士にしてもらいたい、またそのような歯科衛生士を育てる環境を与えられる歯科医院が増えてほしい、そんな思いから、DHstyle の連載「な～みんの臨床力養成講座」は始まりました。その連載は2017年1月号～2018年7月号までの約1年半、全19回に及びました。それをベースに、内容を新たに見直して1冊にまとめたのが本書です。

　とはいえ、歯周基本治療をマスターするのは、簡単なことではありません。臨床記録をしっかりと読み、症例の難易度などをよく理解し、そして一つ一つの処置を高い精度で行う必要があります。時には歯科医師よりも患者に近い立場にいる歯科衛生士のみなさんは、患者に寄り添いながら、人となりも理解して付き合っていく必要があります。そのかかわりの過程で生まれるさまざまな疑問に、本書はすべて答えられているわけではありません。しかし、臨床記録の読み方、症例の見方など、臨床的な思考プロセスを通じて、歯周病の患者とどう向き合うべきなのかをさまざまな視点から学んでいただけるように、症例を通じてそれらのPoint を解説したつもりです。本書を読んで、一人でも多くの方が歯周基本治療の楽しさと生体の治癒力のすばらしさに気づいていただければ幸いです。

　最後に、本書を執筆するにあたり、貴重な資料のご提供と多くのご指導をいただいている渋谷区ご開業の村松利安先生、いつもご指南いただいているスタディグループ火曜会の先生方をはじめ、これまで私たちにご教示いただいた多くの先生方、そして私たちを日々支えてくれている斉田歯科医院のスタッフに、心から感謝申し上げます。

2019年2月

片山奈美　斎田寛之

CONTENTS

CHAPTER 1　臨床記録の読み方

01 歯肉の観察から患者の特徴をとらえる ………………………………… 8

02 Ｘ線写真の見方① 読影のポイント ………………………………… 14

03 Ｘ線写真の見方② 歯周病の病態の変化 ………………………………… 20

04 Ｘ線写真の見方③ 器具の到達性を予測する ………………………………… 24

05 プロービングの見方 プロービングデプスとアタッチメントレベル ………………………………… 28

06 動揺歯の見方 動揺のコントロール ………………………………… 34

07 治療計画の立案① 歯周病の治りやすさを予測する ………………………………… 40

08 治療計画の立案② 歯周病症例の難易度を見る ………………………………… 44

CHAPTER 2　プラークコントロール

01 タイプ別に考えるプラークコントロール ………………………………… 54

02 モチベーションに苦慮した患者から学んだこと ………………………………… 60

03 プラークが取れる磨き方 ………………………………… 64

04 プラークコントロールとシュガーコントロール ………………………………… 68

05 プラークの粘性を観察する ………………………………… 74

CHAPTER 3　SRPの考え方

01 ルートプレーニングの基本 ……………………………………… 78

02 SRPのタイミング ……………………………………………… 82

03 SRPの順番 ……………………………………………………… 86

CHAPTER 4　重度歯周病患者への対応

01 重度歯周病患者における喫煙とプラークコントロール ………… 92

02 根分岐部病変へのアプローチ …………………………………… 98

CHAPTER 5　インプラントへの対応

インプラントのプラークコントロール　歯周炎の既往から考える ……… 106

CHAPTER 6　メインテナンス・SPTで見るポイント

01 メインテナンスやSPTでどこを見る？① ……………………… 114

02 メインテナンスやSPTでどこを見る？② ……………………… 118

CHAPTER 7　まとめに代えて

重度歯周病患者の一例から　資料をどう読み、どう対応するか ………… 126

APPENDICES　付録

歯科衛生士治療計画書 …………………………………………………… 142

歯周病の回復力と治りやすさの予測 …………………………………… 143

CHAPTER 1

臨床記録の読み方

01	歯肉の観察から患者の特徴をとらえる	8
02	X線写真の見方① 読影のポイント	14
03	X線写真の見方② 歯周病の病態の変化	20
04	X線写真の見方③ 器具の到達性を予測する	24
05	プロービングの見方 プロービングデプスとアタッチメントレベル	28
06	動揺歯の見方 動揺のコントロール	34
07	治療計画の立案① 歯周病の治りやすさを予測する	40
08	治療計画の立案② 歯周病症例の難易度を見る	44

CHAPTER 1　臨床記録の読み方

□1　歯肉の観察から患者の特徴をとらえる

　私たち歯科衛生士は患者との距離が近い一方で、一歩引いたところから観察できる立場にあり、口腔内の変化を察知し、歯科医師をフォローできる存在です。そのため、歯科衛生士の"見る""観る""診る"力は、歯科医院にとって欠かせません。

■ 歯周病に罹患した歯肉

　歯周病に罹患した歯肉の性状は、線維性歯肉と浮腫性歯肉に大きく分けられ、その様相は炎症の有無や程度などで多種多様に変化します。また、口腔内から得られる情報は、これら歯肉の性状や炎症の有無だけでなく、患者の生活習慣や背景なども読み取ることができます。患者の生活背景を知ることは、個々に合わせたプラークコントロールや歯周基本治療を行ううえで重要です。

　ある患者をとおして、考察の過程を紹介します。その前に、まずは歯周病に罹患した代表的な歯肉の性状について説明します（図1）。

- **浮腫性歯肉**：軟らかい歯肉に炎症が起きると、浮腫性の炎症像を呈します。慢性化しても線維の増殖能が弱く、浮腫の感じが続きます。歯肉は変化しやすく、プラークコントロールによって約2週間単位で変化し、2〜4ヵ月くらいであれば、炎症はコントロールできるようです[2]。
- **線維性歯肉**：炎症の治癒過程で歯肉が線維化して硬くなったもので、喫煙による歯肉の角化[3]や噛むときの刺激、歯ブラシの刺激が加わってできます[2]。急性期には軟らかい浮腫性の炎症像を示しますが、慢性化によって発赤が現れにくい硬い線維性の炎症像を示します。改善に時間がかかるのが特徴です[2]。

■ 症例

初診：2010年1月（図2〜4）
患者：67歳、男性（35歳まで13年間の喫煙歴あり）
主訴：下顎前歯の歯ぐきが腫れて痛い。歯の着色が気になる

　数年前から歯周病を気にしており、7〜8年前に臼歯部が自然脱落し、その後義歯装着のためにう蝕や歯周病に罹患していた歯を抜歯したとのことでした。正面観（図2）からわかるように、歯肉には炎症が強く現れ、下顎前歯部などはゴツゴツした歯肉を呈しており、線維性歯肉と判断しました。

	健康な歯肉：a	歯周病に罹患した歯肉
歯肉色	・ピンク、健康なメラニン色素	・炎症性の赤褐色：b ・喫煙による黒ずみ：c
形態 （遊離歯肉）	・健康な形態のナイフエッジ状	・退縮型：c ・棚型 ・フェストゥーン型 ・クレフト型：d
歯間乳頭	・健康扇型またはピラミッド状	・クレーター型：c ・鈍型：c ・増大型：e（歯肉炎）
性状	・引き締まって硬い ・弾力がある	・浮腫性歯肉（軟らかい、急性炎症、易出血）：f ・線維性歯肉（硬い線維が肥厚、慢性炎症）：c

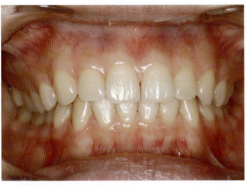

a：健康な歯肉（20歳、女性）

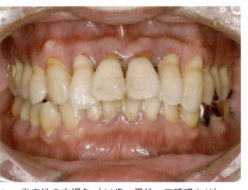

b：炎症性の赤褐色（44歳、男性、口呼吸あり）

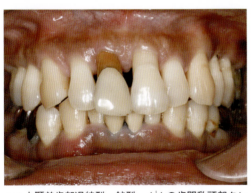

c：上顎前歯部退縮型、鈍型。1|1の歯間乳頭部クレーター型。線維性歯肉（38歳、男性、喫煙者）

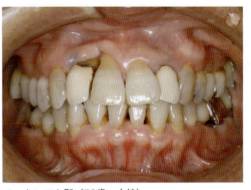

d：クレフト型（50歳、女性）

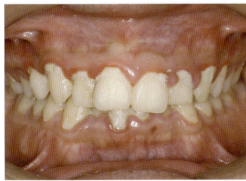

e：増大型（18歳、男性）

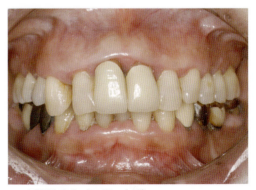

f：浮腫性歯肉（61歳、女性）

図❶ 健康歯肉と歯周病になった歯肉の違いをみる[1]

症例

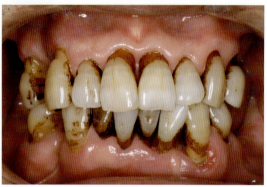

図❷ 初診時（2010年1月）。67歳、男性。口腔内写真および歯周組織検査表（赤字は出血を示す）

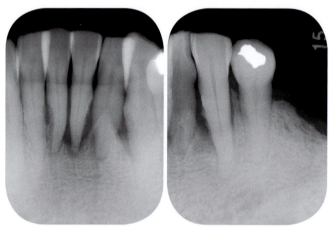

図❸ 同、デンタルX線写真。1 3に著しい骨欠損が認められた。予後不安歯と診断されたため、3の保存を目標に歯周基本治療を開始した

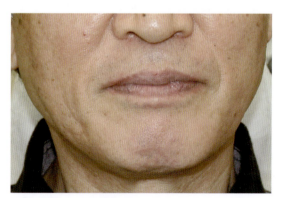

図❹ 口唇がつねに緊張している

歯肉の観察から想像できること

ここですぐに歯周組織検査に入るのではなく、患者が記入した問診票や主治医による問診、パノラマX線写真、デンタルX線写真を参考に、口腔内の観察からさまざまなことを想像します（図2〜4）。

1．主訴である歯根、歯面にステインが着色している

ステインは、喫煙の経験か、コーヒーやお茶類を頻繁に飲んでいることが原因かもしれません。コーヒーや紅茶などである場合は、砂糖の量も気になるところです。また、洗口剤の誤った使用の可能性も考えられます。歯磨きよりも優先させてしまい、洗口剤の使用時間が長い、あるいは頻度が高すぎると、残留プラークや歯石にも茶色く硬いステインが付着することがあります。

2．歯肉の色が全体的にピンク色を呈し、やや厚みがある

もともと厚みのある歯肉に喫煙歴もあったことから線維性歯肉となり、さらに強いブラッシング圧で慢性的な刺激が加えられたようにみえます。

3．3|13、3|に発赤・腫脹と自然排膿、|3に自然出血と辺縁歯肉に強い炎症を認める

とくに唇側に出ている歯の歯根露出が多く、ステインが剝がれていることから、硬めの歯ブラシに歯磨剤をたっぷりつけて洗面台の前に立ち、ゴシゴシと急いで横磨きをしている様子が想像できます。

4．口唇に厚みがあり、緊張が強い

歯ブラシが犬歯の歯頸部あたりで口唇へ押しのけられ、外れているのかもしれません。|3の炎症が3|より著しく、左利きの可能性も考えられます（一般的には利き手の反対側が磨きやすく、同側は逆手になるので磨きにくい）。

5．急性発作（|13）の要因で、免疫力の低下が考えられる

夜はぐっすり眠れているのか、きちんと疲れがとれているのかなども心配です。

このように、歯肉から患者の生活背景など、さまざまなことを想像してインタビューを行います。そこでわかったことをTBIに活かし、ある程度プラークコントロールが確立したら歯周組織検査を行い、歯周基本治療を開始します。**図5〜10**で、初診から現在までの歯肉の変化に注目しながら、治療経過を解説します。

患者の特徴をとらえる

表1を参考に、歯肉の観察から患者の特徴をとらえていきます。たとえば、歯肉退縮が進行している場合、歯磨きの回数が多い、時間が長い可能性が考えられます。また、プラークコントロールが不良の場合、歯磨きの回数が少ない、時間が短い、朝の時間帯でしか磨いていない可能性が考えられます。さらに、プラークコントロールが不良で擦過傷がある場合、歯磨剤をたっぷりつけてゴシゴシと大きな横磨きで数分しか磨いていないことや歯ブラシの毛が開いている可能性が考えられるので、患者にさりげなくインタビューを行います。嘔吐反射や舌圧、口唇圧が強い場合、歯頸部に歯ブラシが届きにくく、炎症がなかなか改善されないことがあります。また、砂糖の摂取頻度が多くなると、炎症に関係することがあります。

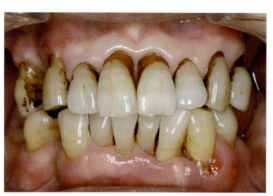
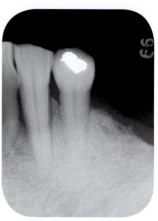

図❺ 2010年3月。3|の急性炎症で、浸潤麻酔下にてSRPや咬合調整、投薬を行った

図❻ 2010年6月。デンタルX線写真より、3|の骨欠損の改善が確認できた。PPD 3〜4㎜、BOP（－）

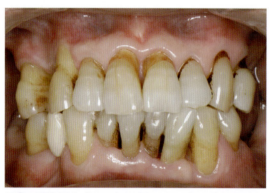
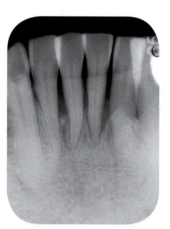

図❼ 再評価時（2010年12月）。2010年3月のSRPから再SRPを行い、9ヵ月と時間はかかったが、下顎前歯のPPDは2㎜以下となり、かなりの改善がみられた。まだ線維性の硬い歯肉だが、初診時に比べると、炎症による赤みが消えて引き締まってきた

図❽ 2011年6月。デンタルX線写真より、1|13の骨欠損の改善が確認できた

表❶ 歯肉の観察から想像されるさまざまな問題点

歯磨き	▪ 回数、時間、時間帯、癖（利き手や動かし方、開口の仕方） ▪ 使用清掃道具（毛の開き具合や硬さ、歯磨剤・洗口剤の使い方） ▪ 場所（洗面台、リビングなど）
食生活	▪ 砂糖の摂取頻度 ▪ 嚙み方（強くよく嚙む、弱くよく嚙まない）
その他	喫煙、薬剤、口呼吸など

　　　嚙み方では、強くよく嚙む場合は嚙むときの刺激が加わり、加齢に伴って歯肉が硬くなることがあります[2]。弱くよく嚙まない場合は、軟らかい食材をおもに食べることが多いので唾液分泌量も少なく、自浄作用が不十分で細菌が繁殖しやすく、炎症がみられることもあります。そのほかに、喫煙や薬剤の副作用、口呼吸などがあると、歯肉の炎症の改善に時間がかかることがあります。

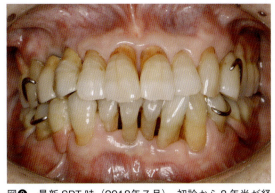

図❾ 最新SPT時（2018年7月）。初診から8年半が経過し、適切なブラッシング圧が定着してプラークコントロールが安定した。線維性の硬い歯肉の炎症は消失し、引き締まって弾力のある健康なピンク色の歯肉に変化した

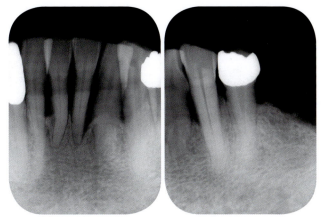

図❿ SPT時（2017年2月）。デンタルX線写真より、1|1 3 は歯周組織の安定の一つの指標として、歯槽頂部歯槽硬線の明瞭化が認められた

●

　歯肉には、生活背景に潜むさまざまな問題が現れることがあります。炎症の有無だけではなく、それらに気づくことができれば、患者をよりいっそう理解し、一人ひとりに合った解決策を提案できるでしょう。

【参考文献】
1）吉江弘正：歯周組織と歯周病．クラウンブリッジ補綴学 第5版，医歯薬出版，東京，2014．
2）三上直一郎：歯肉を診る・歯肉を読む．医歯薬出版，東京，2014：22-25．
3）金子 至，下野正基（編著）：歯肉を読み解く 臨床×病理の眼から"なぜ"にこたえます！．デンタルハイジーン別冊，2014：52-53，66-67．

CHAPTER 1　臨床記録の読み方

02　X線写真の見方① 読影のポイント

　歯周組織において、目で見える部分から得られる情報はごく一部であり、う蝕や根尖病変、骨欠損、動揺度、そして歯周病の進行具合など、病態からその変化まで、X線写真を見なければ判断できないことは多くあります。X線写真の読影は、歯周組織に触れる歯科医療従事者にとって必要不可欠なスキルです。

■ 正常像の理解

　歯周病に罹患したX線写真を読影する前に、まずはX線写真の正常像を理解する必要があります。正常像でみられる所見を、図1の「Point!」で挙げます。

　明瞭な歯槽頂部歯槽硬線は、歯周病の進行とともに消失します。また、正常な歯根膜腔は約200μmといわれていますが、歯の動揺の増加とともに歯根膜腔は拡大します。歯根膜腔の拡大したX線像から、歯の動揺を予測できます。

　歯根の周囲の歯槽骨部を骨梁といいます。正常時は透過性の高い骨梁像を示しますが、根尖病変や外傷性咬合などによる炎症（慢性的）が波及すると、不透過性の高い骨梁像を示すようになります。炎症の消退とともに骨梁の透過性は増し、霧が晴れたような変化がみられます。

正常像と歯周病に罹患した像

　X線写真の読影にあたって、まずは正常像の理解が欠かせません（図1）。次に、歯周病に罹患した像について、ポイントとともに図2～5に列挙します。これらは、歯周病を理解するうえで最初に見るべきところです。みなさんは、まずプロービング時に必ずX線写真を見る癖をつけてください。もちろん、X線写真でわかるのは近遠心の骨欠損のみです。頬舌側については正確にはわかりませんが、ある程度予測することは可能です。以下、症例を見ながら考えていきましょう。

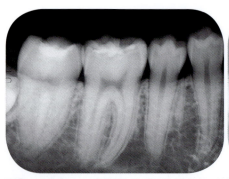 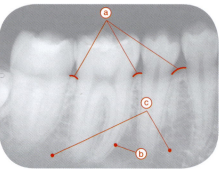

図❶　正常像。a：歯槽頂部歯槽硬線（骨頂部の連続性＝骨欠損がない）、b：歯根膜腔、c：骨梁像

POINT!

正常像
- 歯槽頂部歯槽硬線が明瞭：歯周病の進行とともに喪失される
- 歯根膜腔の拡大がない：動揺度をみる
- 透過性の高い骨梁像：炎症や力の影響で不透過

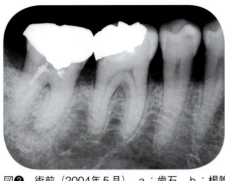
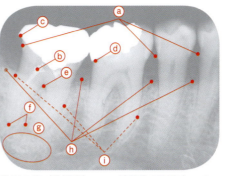

図❷ 術前（2004年5月）。a：歯石、b：根管治療の痕（失活歯）、c：補綴物の不適合、d：二次う蝕、e：根分岐部病変、f：根尖病変、g：不透過性の高い骨梁像（根尖病変の周囲、または力を受けた歯の周囲に現れる）、h：歯槽頂部歯槽硬線の消失、i：歯根膜腔の拡大

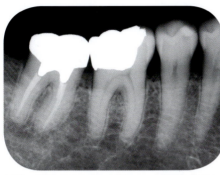
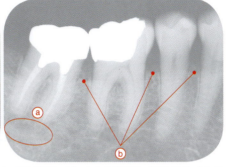

図❸ 術後（2005年11月）。a：術前と比較して、"霧が晴れた"ような骨梁像（炎症がなくなり、透過性が亢進した）、b：明瞭な歯槽頂部歯槽硬線

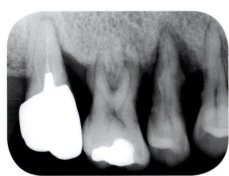
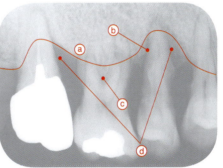

図❹ 術前（2005年2月）。a：骨頂ライン、b：歯根膜腔の拡大、c：根分岐部病変Ⅲ度、d：垂直性骨欠損

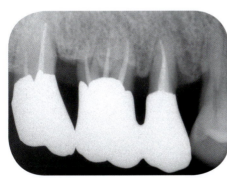
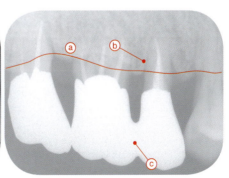

図❺ 術後（2015年4月）。a：歯の自然移動を促した歯周治療により、ほぼレベリングされた骨頂、b：歯根膜腔の正常化、c：補綴物の連結

POINT!

歯周病に罹患した像

- 歯槽頂部歯槽硬線の消失
- 歯根膜腔の拡大
- 根分岐部病変
- 骨欠損
- 不透過性の高い骨梁像
- 歯石
- その他［二次う蝕、補綴物の不適合、根管治療の痕（失活歯を表す）、根尖病変］

> **歯科衛生士として、必ず見るべき POINT**
> ■ 骨欠損、歯石、合着・仮着セメントの残存　　■ 生活歯か失活歯か（根尖病変）
> ■ 補綴物の適合・形態　　　　　　　　　　　　■ 根分岐部

> **歯科衛生士として、できれば見てほしい POINT**
> ■ **歯槽頂部歯槽硬線の消失**
> 　歯周病が現在進行形の状態にあると、歯槽頂部歯槽硬線は消失します。歯周病が安定すると、これらは明瞭化します。消失の有無により、歯周病の進行性を判断できます。
> ■ **動揺度（歯根膜腔の拡大）**
> 　動揺がある歯は歯根膜腔が拡大します。力の解放や連結固定などによって動揺が収束すると、歯根膜腔は正常化します。
> ■ **骨梁像**
> 　根尖病変の周囲、または力を受けた歯の周囲の骨梁像は不透過性が亢進し、まっ白くなります。これは、炎症によって細胞が集まってきている像と考えられています。術後のX線写真のように、治癒に向かうと"霧が晴れた"（透過性が亢進した）骨梁像へと変化し、他の部位と同じように黒さが戻ります。

歯根膜腔と動揺度

　「X線写真を見るだけで動揺度がわかるの？」と思われるかもしれませんが、歯根膜腔に注目することで、大体予測できます。動揺度を測るうえでの参考になりますし、スケーリング・ルートプレーニング（SRP）のタイミングをはかるうえでも重要な指標になります（動揺歯に対しては、できるだけ動揺のコントロールを行ったうえで SRP をするほうがよいと考えます）。症例1（**図6**）は、動揺度をみながら SRP のタイミングをはかり、骨欠損の改善が得られました。

歯石の取り残し

　SRP を行う前には、X線写真から歯石の付着量、付着部位、歯冠・歯根形態や骨欠損形態からインスツルメントの挿入角度などを想像して行います。そして、再評価時には歯石の取り残しや骨の変化を見ていきます（症例2：**図7a、b**）。

磨きすぎへの指導

　症例3は、$\overline{6|}$に根分岐部病変が存在し（**図8a**）、歯周基本治療後に歯周ポケットの残存がみられたため、患者に根分岐部への歯間ブラシの挿入を指導しました。患者が頑張り、歯周組織は安定しましたが、**図8b**のデンタルX線写真から、歯間ブラシで歯根が削れてしまっていることがわかりました。患者にやりすぎないよう指導し、経過をみています。

X線写真からはわからないこと

　骨欠損があるのに予想されるプロービング値よりも浅い場合、プローブの挿入角度が悪いのか（挿入できていないのか）、歯石に当たって測れていないのか、もう一度確認をしてみる必要があります。

症例1

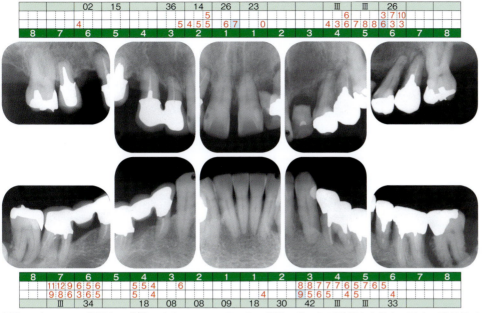

図❻ デンタルX線写真10枚法。赤字はBOP、青アミは排膿、緑アミは動揺度を示す。重度の骨吸収が全顎的に見られること、上下左右とも小臼歯は歯根が短く歯冠歯根比が悪く、歯根膜腔の拡大が顕著で動揺が著しいことがわかる。7|6は浮遊歯で大量の歯石が沈着している。|6と6|は根分岐部病変が見られる。|3近心には歯石の沈着が見られ、垂直性骨欠損が見られる。このように、かなりの情報が得られる

症例2

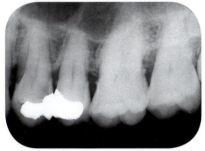
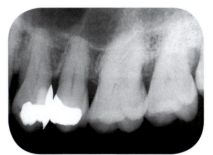

図❼a 65歳、男性。術前のデンタルX線写真（2013年8月）。大量の歯石の沈着を認める。喫煙者で、歯肉は線維性で硬く、SRPは難しいことが予想される

図❼b 再評価時（2015年8月）。|5の遠心と|7の近心には歯石の取り残しがわかり、歯周ポケットの残存も認められたため、再SRPを行った

症例3　磨きすぎへの指導

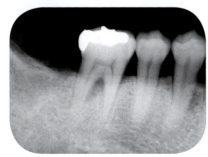
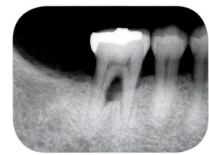

a：2009年11月　　　　　　　　　　b：2013年10月

図❽a、b 磨きすぎへの指導。a：6|に根分岐部病変を認める、b：患者が歯間ブラシの使用を頑張りすぎ、歯根が削れてしまっていた。このようなことは、X線写真で確認しないとわからない（削れた歯質直下に骨欠損が存在しないことから、う蝕ではないことがわかる）

症例4　分割抜歯後の隣在歯の付着

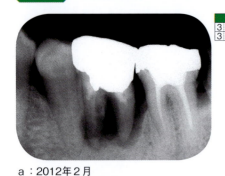

a：2012年2月

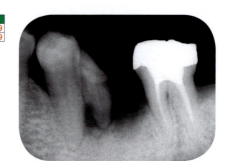

b：2012年11月

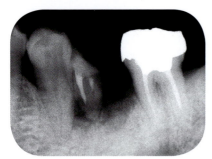

c：2013年2月

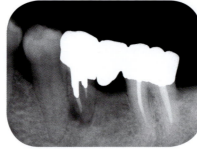

d：2014年8月

図❾a〜d　分割抜歯後の隣在歯の付着。a：6̄の根分岐部から歯周病が根尖付近まで進行しているように見える、b：補綴物を除去後、分割してみると、原因が遠心根のみであることがわかり、遠心根をヘミセクションした。近心根の遠心も付着がないように見えるが、PPDは3mm以下、c：待つこと3ヵ月、遠心には骨が見えてきた、d：動揺が正常の範囲内であることを確認し、補綴を行った

POINT!

X線写真で隠される情報
- 急性炎症時の付着
- 歯内歯周病変における付着
- 骨の裏打ちのない付着
- 頰舌的な情報（偏心投影である程度は可能）

　それでも入らない場合は、付着が残っている可能性が考えられます。急性症状のある急性期では、付着が残ったまま骨基質だけが失われることがあります。ですから、X線写真では歯周ポケットがあるように見えますが、付着が残っている可能性があるため、決して麻酔をしてSRPをしてはなりません。

　X線写真からはわからないことの例として、ここでは急性期の付着量（症例4：図9a〜d）、歯内歯周病変（症例5：図10a〜c）、骨の裏打ちのない付着（症例6：図11）を挙げます。

根尖病変、歯根破折、歯内歯周病変の鑑別診断

　根尖病変は、基本的には根尖部に限局した病変であり、サイナストラクトなどがないかぎり、口腔内に視診でわかる所見は見られません。しかし、図10aのように、歯内歯周病変などでは歯周ポケットが根尖部まで到達します。ここでも、プロービング値が診断のうえで重要な資料となります。エンド由来の歯内歯周病変では、急性症状のある初診時にプロービング値が根尖に達することもあります。根管治療を開始することで、プロービング値はすみやかに正常に回復します（図10b、c）。

　根管治療を行ってもプロービング値に変化がないときは、ペリオ由来の歯内歯周病変か歯根破折の可能性が考えられます。いずれにせよ、予後不安なことを患者に伝える必要があります。

　症例7は、補綴後5年が経過する5|に、これまで骨欠損はなく、歯周ポケットも

症例5 歯内歯周病変

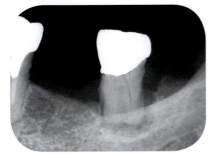
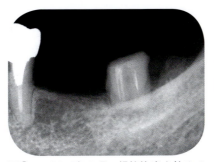
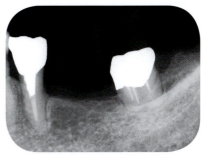

図⑩a　2013年1月、8は遠心から歯周ポケットが根尖部にまで達し、保存不能と考えられたが、失活歯であったため、根管治療を行った

図⑩b　2013年8月、根管治療を始めてわずか2ヵ月後には、8遠心の歯周ポケットが消失。半年後のデンタルX線写真では、骨欠損は回復している

図⑩c　2015年7月、初診から2年半後。8遠心には白線も明瞭に見え、動揺もなく、義歯の支台歯としている

症例6 骨の裏打ちのない付着

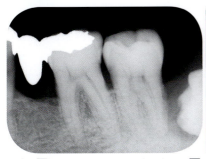
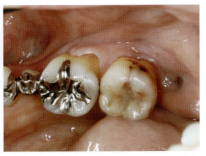

図⑪　7遠心は、デンタルX線写真では8の影響で根尖付近まで付着が失われているように見えるが、遠心のポケットは3mm以下。骨はないように見えるが、付着は残っていると考えられる

症例7 歯根破折

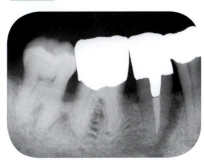

図⑫　補綴後5年経過の5。自覚症状はなかったが、根尖を越える骨欠損を認め、歯根破折と判断した

根尖病変もありませんでした。自覚症状はありませんでしたが、定期健診時に突如としてサイナストラクトと深い歯周ポケットの出現を認めました。さらに、デンタルX線写真を撮影すると、根尖を越える骨欠損を認めました（図12）。5が失活歯であることと、上記のような状況から歯根破折と判断しました。患者には、近い将来の抜歯と、その後の補綴処置について説明しました。

　本項より、1枚のデンタルX線写真から得られる情報が、非常に大きいことを理解できたでしょうか？　ブラッシング指導をする前、プロービングをする前、そしてもちろんSRPをする前に、必ずデンタルX線写真を見る癖をつけましょう。なければパノラマX線写真でも構いません。X線写真から歯周組織の現状をよく理解したうえで検査・処置を行い、自分が行ったことの再評価をX線写真の変化として見ることは、確実なレベルアップに繋がります。

【参考文献】
1）斎田寛之：歯周病におけるX線写真の読影．DHstyle, 10（1）：16-21, 2016.
2）鷹岡竜一：X線写真から何を読み取るか モノクロームワールドからの報告1・2．歯界展望, 125（4, 5）, 2015.
3）覆面ライターRT：X線写真クイズ．デンタルハイジーン, 33（1）〜34（12）, 2013, 2014.

CHAPTER 1　臨床記録の読み方

03　X線写真の見方②　歯周病の病態の変化

■■ 症例

初診：2012年6月（**図1**）

患者：46歳、女性、非喫煙者

主訴：⌊5 の歯がグラグラし、噛むと痛い

職業：自動車保険会社の事故対応コールセンター

性格：明るい

1．歯周病に罹患したX線像と改善したX線像

　年齢からすると、全顎的に歯周病の進行は重度で、とくに臼歯部は顕著でした。また、前歯部はオープンバイトで咬合の負担がかかっておらず、歯周病の進行は軽度でした。7⌋ には歯根膜腔の拡大が見られ（**図1**）、ブリッジが装着されているものの、著しい歯の動揺が読み取れます。また、7⌋ は根分岐部病変を抱え、周囲の歯槽硬線が消失していることからも、歯周病が進行中であることがわかります。

　術後のX線像（**図2**）から、プラークコントロールの改善と、歯石や咬合性外傷の除去によって歯周組織が正常化してきていることがわかります。

2．治療経過

　まずは、患者のモチベーションアップやプラークコントロール、ブラキシズムの対応に努めながら、臼歯部の咬合性外傷を除去するため、前歯部のみのナイトガードを作製しました。7⌋ の舌側は不適合補綴物の存在により、確実な SRP は困難と判断し、プラークコントロールを優先しました（**図3**）。

　2013年3月にプラークコントロールは改善しましたが、この時点ではまだ器具が到達できる範囲にのみ SRP を行ったため、8 7⌋ の舌側根分岐部病変の深い歯周ポケットは残存していました（**図4**）。その後、不適合補綴物を除去し、根管治療を行いました。根管治療中は咬合の負担がかからず、動揺が収束してきたため、2014年3月に徹底した SRP を行いました。同時に、歯間ブラシ（サイズ：4S）、または歯ブラシ（毛先の細い ef など）を舌側根分岐部病変の部位に朝晩使用するように伝え、最初は出血しても止めずに継続することを説明しました（**図5**）。

　さまざまな環境の変化でプラークコントロールが悪化したり、根分岐部病変部に歯間ブラシを誤った方法で使用したりと紆余曲折がありましたが、そのたびにアドバイスをしてサポートしました。現在は歯ブラシをメインに、毛先を根分岐部病変部に水平に入れて磨くようになり、状態も安定しています（**図6、7**）。

症例

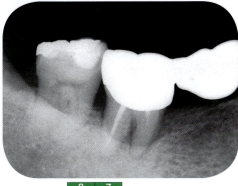
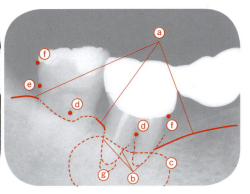

8	7
Ⅱ	Ⅱ
4 8 3	3 8 6
6 4 4	5 4 3
Ⅱ	Ⅱ
M1	M1

POINT!
歯周病に罹患したX線像
- a：歯槽頂部歯槽硬線の消失 → 歯周病は進行中である
- b：歯根膜腔の拡大 → 動揺の存在
- c：不透過性の高い骨梁像 → 外傷性咬合や根尖病変による炎症の存在
- d：根分岐部の透過像
- e：歯石の付着
- f：補綴物の不適合と二次う蝕
- g：根尖病変

図❶　術前［初診時（2012年6月）］（歯周組織検査表結果の赤字は出血を示す）

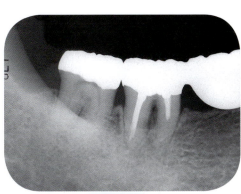
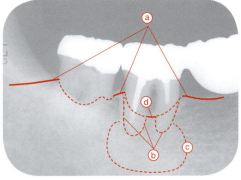

8	7
Ⅰ	Ⅰ
3 4 2	2 4 3
2 3 2	1 1 1
M0	M0

POINT!
歯周病が改善したX線像
- a：歯槽頂部歯槽硬線の明瞭化
- b：歯根膜腔の拡大の改善
- c：骨梁像の正常化（霧が晴れたような骨梁像）
- d：根分岐部歯槽硬線の明瞭化

図❷　術後［SPT移行時（2016年1月）］

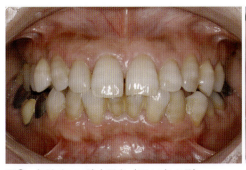
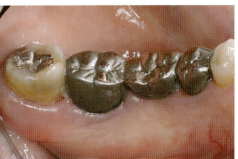

図❸　初診時の口腔内写真（2012年6月）

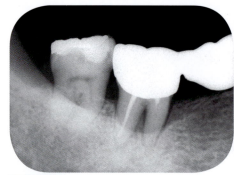
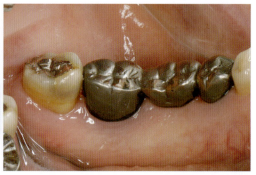

8	7
Ⅱ	Ⅱ
3 7 3	3 8 7
4 3 3	3 3 3
M1	M1

図❹ 再評価時（2013年3月）。プラークコントロールは改善したが、不適合補綴物が装着されていたことからSRPは行わず、7 8|の舌側根分岐部病変は残存していた

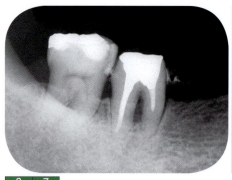

【X線写真からわかること】
- 歯槽頂部歯槽硬線が明瞭化し、歯周組織が安定傾向
- 全体的に歯根膜腔の拡大は改善したが、7|近心にはまだ認められた
- 不透過性の高い骨梁像の減少
- 根分岐部歯槽硬線の明瞭化
- 近遠心の骨レベルの均一化が認められた。とくに7|近心の骨欠損は、歯の挺出とSRPによって改善した

8	7
Ⅰ	Ⅱ
3 5 3	3 4 2
3 3 3	2 3 2
M0	M0

図❺ 治療時（2014年10月）

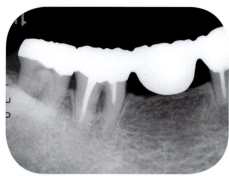

【X線写真からわかること】
- 根分岐部歯槽硬線がさらに明瞭化

8	7
Ⅰ	Ⅱ
3 4 2	2 4 3 3
2 3 2	1 1 1
M0	M0

図❻ SPT時（2016年10月）

　7|の補綴処置を行うタイミングは、X線写真で病態の変化を観察しながら判断しました。具体的に、垂直的な深い歯周ポケットが改善されたと同時に、X線写真において7|の根分岐部に明瞭な歯槽硬線が確認できたことにより、根分岐部は改善したと判断し、補綴処置を行いました。

　このようにX線写真の読影から病態の変化を把握し、治療介入や経過観察への移行のタイミングをはかることが重要と考えています。

【参考文献】
1）斎田寛之：歯周病におけるX線写真の読影．DHstyle，10(1)：16-21, 2016.

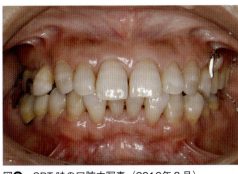
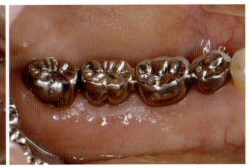

図❼ SPT時の口腔内写真（2016年8月）

POINT!

X線写真のチェック項目

①初診時のチェック
- ☐ 骨欠損　水平性 or 垂直性（骨内欠損、1～4壁性）
- ☐ 歯槽硬線　不明瞭 or 明瞭
- ☐ 歯石
- ☐ う蝕
- ☐ 骨梁の状態　不透過性
- ☐ 近遠心の骨レベル
- ☐ 欠損部位の原因（う蝕 or 歯周病 or 歯根破折？）
- ☐ 骨欠損の原因（歯周病 or エンド由来か？）
- ☐ 咬合平面の乱れ（歯の挺出など）
- ☐ 不適合補綴物
- ☐ パーフォレーション

②根分岐部病変のチェック
- ☐ 根分岐部透過像　水平性 or 垂直性 or 混合性
- ☐ 根分岐部の複雑な形態（樋状根、癒合根、エナメル滴、ファーケーションリッジ、歯根間距離の近接）

③歯根のチェック
- ☐ 歯根形態　短いルートトランク　湾曲歯　根面溝
- ☐ 歯根間距離の近接
- ☐ 歯根膜腔拡大　根尖形態丸い
- ☐ セメント質変性・肥大、セメント質剝離
- ☐ 歯冠歯根比率

④その他
- ☐ 合着・仮着セメントの残存
- ☐ 生活歯か失活歯か（根尖病変）
- ☐ アタッチメントレベル（CEJからポケット底までの距離）

CHAPTER 1　臨床記録の読み方

04　X線写真の見方③　器具の到達性を予測する

　初診時のプロービングやSRPで、不適合補綴物、歯軸傾斜、多量の歯石沈着、歯根近接、歯根形態などにより、器具の挿入角度がわかりにくいことはありませんか？　口腔内所見だけでは把握しにくくても、X線写真を活用することで器具の到達性を予測でき、患者の痛みを和らげたり、実際のプロービング値に近づけられたり、歯石の取り残しを防ぐことができます。

　本項では、器具の到達性を予測するために、X線写真をどのように活用すればよいのか、症例を通じて紹介します。

プロービング時のX線写真の活用

　プロービングは、X線写真を見ながら行うことが大切です。X線写真で骨欠損の状態を確認することで、おおよそのプロービング値を予測できます（**図1**）。このとき、X線写真でCEJから歯槽骨頂（炎症があっても歯槽骨頂より1〜1.5mm上部）の垂直的な長さを確かめてから、アタッチメントレベルを予測します（本章05参照）。

症例1　プロービング時のX線写真の活用

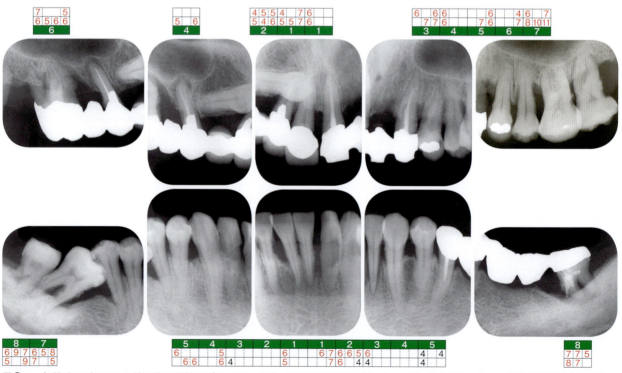

図❶a　初診時のデンタルX線写真10枚法とプロービング値。X線写真を見ながらプロービングを行うことで、器具の到達性を予測する

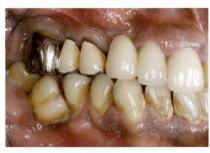
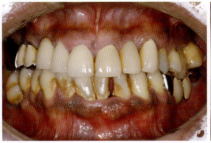
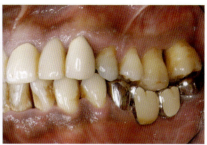

図❶b　同、口腔内写真

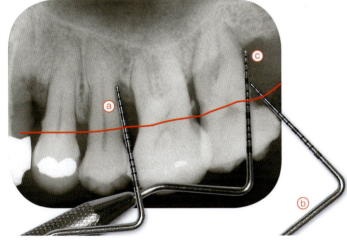
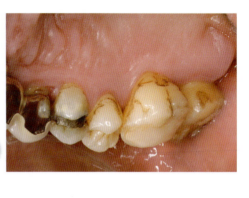

図❶c　ⓐ：⎿5遠心部は骨欠損の状態から、6mm程度のプロービング値が予測できる。ⓑ：プローブの挿入角度を先に予測してから、口腔内にアプローチする必要がある。7⏌遠心の歯冠部が張り出ているため、最後臼歯遠心の中央部は測定不能であることがわかる。ⓒ：そのため、口蓋、頰側での測定値を参考にする

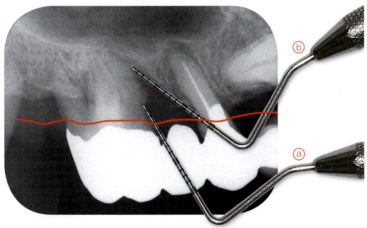
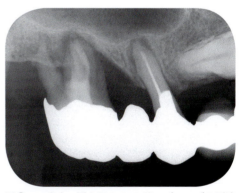

図❶d　初診時。プローブはⓐの位置（約3mm）で歯石に当たることが予測できる。歯石の大きさを考えながら慎重にプローブの先端を動かし、歯石を乗り越えてプロービングすると6mmであった。X線写真より、骨欠損は歯根の湾曲点の先にまで及んでいることがわかるが、辺縁歯肉の存在によってⓑの位置までのプロービングは不可能である。実際には、6mm以上の骨欠損の存在が予測できる

図❶e　術中。近心面のSRP後、プローブの到達性は増し、骨欠損底まで測定できた（8mm）。このように初診時のプロービング値が不正確で、SRP後に正しく測定できることもある

SRP時のX線写真の活用

　図2のような歯根近接の場合、SRP時における器具の到達性が悪いことを予測できるので、改善に時間がかかることや、プラークコントロールが難しいことを事前に説明できます。また、器具の到達が著しく困難な場合は無理をせず、歯科医師と相談のうえ、外科処置での対応を考えます（図3）。

症例2　困難なSRP

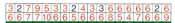

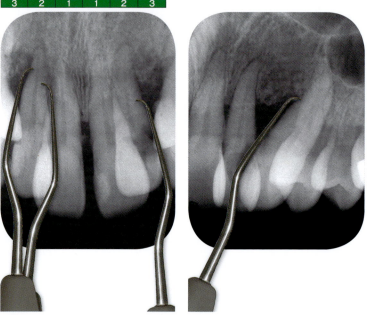

図❷a　47歳、女性。SRPが困難な部位は、X線写真で慎重に確認する。手用スケーラーのミニファイブや超音波スケーラーなど、歯肉縁下に挿入可能な器具を選択したり、X線写真と器具（スケーラーやプローブ）を重ねてどこまで挿入できるかを予測する。SRPをしながら頻繁にプローブも歯根面に沿わせ、ポケット底に到達できているか、念入りに確認する

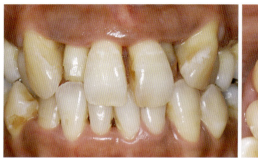 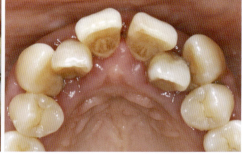

図❷b　歯根近接だけでなく歯軸傾斜もみられ、SRPは困難である

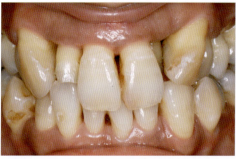 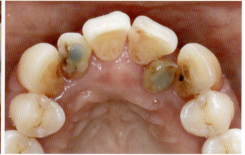

図❷c　3┼3 SRP、再SRP後の再々評価時。PPD 3mm以下、BOP（−）。歯肉の炎症は消失し、健康な歯周組織の獲得に伴って1|1間の離開も改善した

POINT!

器具のアプローチ前にX線写真を見る

不適合補綴物、歯軸傾斜、多量の歯石沈着、歯根近接、歯根形態など、口腔内所見ではわからないことも予測できる

症例3　SRPの限界

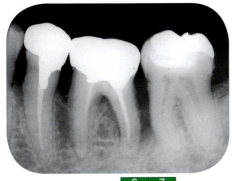

図❸a　初診時（2008年8月）。歯根形態、多量の歯肉縁下歯石沈着のため、不正確な検査結果となった。再評価では、多量に除石されたため、X線写真の透過像と同じような深い残存ポケットが測定された

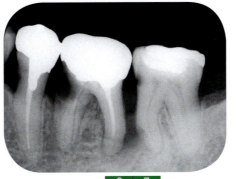

図❸b　再評価後（2010年9月、治療中）。6⎿近心にう蝕の急速な進行を認めた。SRP後に脆弱な歯質が露出し、う蝕への感受性が高くなったことが原因と考えた。コンポジットレジン充填で対応

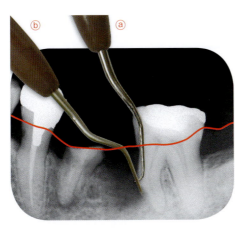

図❸c　2010年12月。治療中に6⎿の遠心根が歯根破折した。ⓐ：歯根の湾曲点までの挿入角度。ここまでSRPが可能。ⓑ：歯根の湾曲のため、器具が辺縁歯肉に当たり、不確実なSRPが予測できる

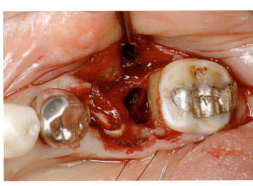
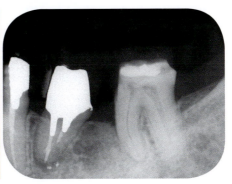

図❸d　左：2011年1月、右：2011年11月。歯根の湾曲により、ポケット底までの確実なSRPが不可能だったため、⎿7近心の骨欠損部には歯周外科（再生療法）で対応し、改善した

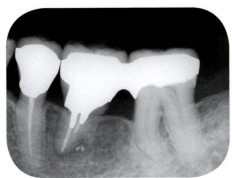

図❸e　SPT時（2016年10月）、初診後8年。⎿67のプロービング値は1～2mm。歯槽硬線が明瞭化し、現在も安定

CHAPTER 1　臨床記録の読み方

05 プロービングの見方
プロービングデプスとアタッチメントレベル

　歯科衛生士は毎日プローブを使ってプロービングを行い、ポケットデプス（PD）やプロービング時の出血（BOP）、動揺度を同時に記録したり、SRP時には歯石沈着の有無や根面の触知などをします（図1a）。プロービングを記録だけに留めるのではなく、実際に活用しなければなりません。本項では、重度歯周炎が安定傾向にあるいくつかの症例を通じて、それらの使い方を説明していきます。

プローブの種類と使い分け

　SRP時などで使用頻度の高いプローブは、3mm単位のカラーコードで測定できる図2のPCP12（ヒューフレディ）です。プロービング時は、目盛りのある15mmまで測定できるものを使用します。

プロービングポケットデプス（PPD）とPDは一致しない

　PPDは臨床的ポケットの深さを、PDは組織学的ポケットの深さを指します。従来、これらは一致すると考えられていましたが、PPDはポケット底部に炎症性の細胞浸潤が起こっている場合、プローブの先端が炎症性結合組織を貫通し、組織学的ポケット底よりも深く挿入することになるため（図1b）、日ごろから誤差があることを念頭において行う必要があります[1]。

PPDとアタッチメントレベル（AL）を診る意味

　PPDは歯肉辺縁からポケット底部までの距離であり、炎症による腫脹の程度や、

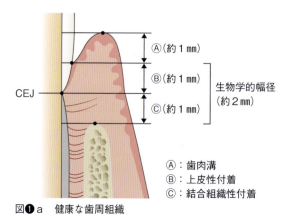

Ⓐ：歯肉溝
Ⓑ：上皮性付着
Ⓒ：結合組織性付着

図❶a　健康な歯周組織

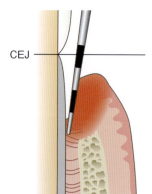

図❶b　炎症が起こっていると、プローブは深く挿入されやすい

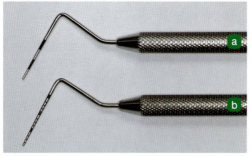

図❷ SRP時など使用頻度の多いプローブはPCP12（a：ヒューフレディ）。挿入しやすく、歯石の探知や根面の滑沢感が最も指に伝わりやすいため、現在まで筆者は愛用している。プロービング時にはbを使用するが、目盛りの凹凸があるため、痛みに敏感な患者にはPCP12に変えて行う

> **POINT!**
> **PPDの誤差の原因**
> - ポケット底部での炎症性細胞浸潤[2]
> - 使用プローブの厚みの違い
> - 解剖学的特徴の把握（プローブの挿入位置の誤り）
> - プロービング圧の違い（適切な圧は20～30gだが、術者や部位による差）

キュレットスケーラーなどの器具の到達性を予測したり、再評価時に結果を比較して治療効果の判定にもなったりと、重要な指標といわれています。

また、ALはセメント－エナメル境（CEJ）という不変的な位置からポケット底部までの距離をいい、歯周組織破壊の程度を的確に評価するのに役立ちます。しかし、補綴物が装着されているなど、CEJがわかりにくい場合は補綴物のマージンなどをX線写真の基準点としてPPDとともに参考にし、ALを予測します（**図3**）。

X線写真を活用し、ALを予測する

PPDとALの違いをわかりやすく**表1**にまとめます。PPDは、歯肉辺縁の炎症や歯肉退縮が起こった場合に変化するため、単に歯周ポケットの数字だけでは歯周組織破壊の程度を的確に表せません。一方、ALは不変的な基準点、つまりCEJからのポケット底部の位置を示すので、その結果は組織の破壊（再生の場合もある）の変化を的確に表すことができます[3]。

図4では、7̄の舌側遠心のPPDが9mmでもALは約4mmです。そのため、この部位のSRPを行う際は、ALが約4mmのポケット底部であることを課題とし、歯周組織破壊の阻止を考えて行います。CEJより上部のエナメル質に付着は起こりませんが、しっかりとスケーリングを行います。しかし、7̄の遠心は歯肉に厚みがあって収縮しにくいため、PPDは3mm以下に改善しにくいことが予測できます。SPT時のX線写真を**図5**に示します。

初診時のプロービングでは、プラークが多く付着して炎症が強い、または痛みなどの不安が強い患者には、TBIを優先してから行うようにしています。デンタルX線写真10枚法を見ながら行うと、歯周ポケット形成の要因を推測できるため、X線写真を撮影した後にプロービングを行います。

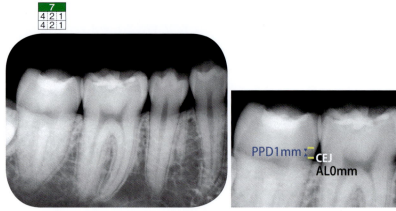

図❸ 正常像。X線写真でCEJから歯槽骨頂（炎症があっても歯槽骨頂より1〜1.5mm上部）の垂直的な長さを確かめてから、ALを予測する。7⏌の近心PPD 1 mm、AL 0 mmで歯周組織の破壊がないことがわかる

表❶ PPDとALの違い

	歯肉辺縁の炎症や歯肉退縮	歯周組織の破壊	
PPD	変化する	変化する	➡ 歯周組織の破壊の程度を的確に表せない
AL	変化しない	変化する	➡ 歯周組織の破壊の程度を的確に表せる（再生の場合もある）

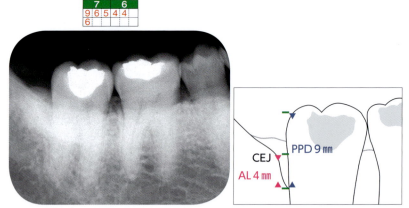

図❹ 初診時（2012年10月）。1日中クレンチングしているため、著しい骨隆起と歯肉の厚みが認められる。7⏌の舌側遠心のPPDが9mmの結果に対して、ALは何mmと予測するか。CEJを基準点とした場合、ポケット底部までの距離であるALは約4mmと予測する。よって、歯根長に対する歯周組織の破壊の程度は約1/3となる

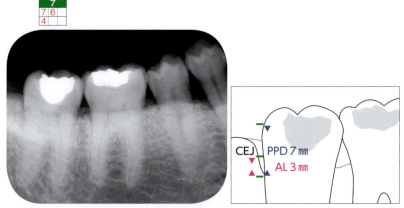

図❺ SPT時（2015年12月）。7⏌の舌側遠心のPPD 7 mmは初診時から2 mm改善した。ALは約3 mmで、歯周組織が1 mm歯冠側へ移動したことになる。さらに、BOP（－）であることから、非活動性の歯周ポケットと判断し、現在はSPTで対応している

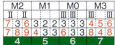
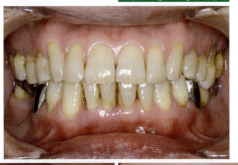
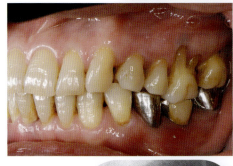
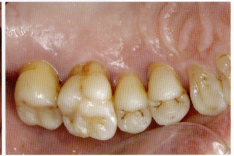
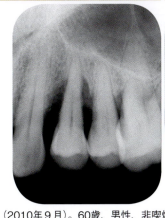
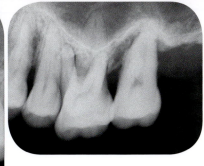

図❻ 初診時（2010年9月）。60歳、男性、非喫煙者、糖尿病の既往歴あり

POINT!

プロービングはX線写真を見ながら行う

歯周ポケット形成の要因
- 歯肉縁下歯石
- 歯根形態（短いルートトランク、縦溝［グルーブ］、湾曲歯）
- 根分岐部の複雑な形態（樋状根、癒合根、エナメル滴）
- 根分岐部病変
- 歯根間距離の近接
- セメント質剥離
- 合着セメントの残存
- 歯根破折
- 歯内歯周病変
- 埋伏歯（埋伏智歯など）
- 歯列不正（コンタクト狭窄、離開、歯軸傾斜など）

::: 症例

初診：2010年9月（**図6**）

患者：60歳、男性、非喫煙者

主訴：噛んだときに下の前歯が痛い

全身既往歴：Ⅱ型糖尿病（HbA1c 6.5）。病院で食生活指導を受けた

　初診時、6̲ の頬側に著しい歯根露出と歯肉退縮がみられました。同部のPPDは

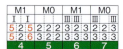
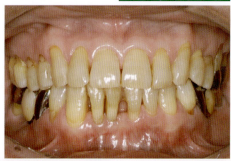
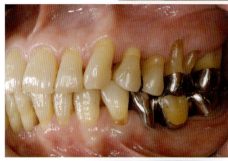
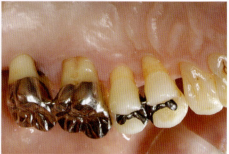
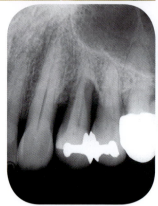
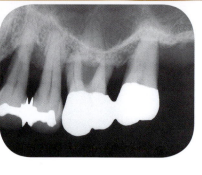

図❼　SPT時の口腔内写真（2015年3月）とデンタルX線写真（2016年8月）

POINT!

BOPの判断の仕方

- 辺縁歯肉からのBOP（＋）
  ➡ プラークコントロールが原因
- 辺縁歯肉からのBOP（－）、ポケット底部付近、内縁上皮からのBOP（＋）
  ➡ 歯石や粗造歯根面、浮遊性プラーク、歯根形態などが原因
- 辺縁歯肉からのBOP（－）、ポケット底部付近、内縁上皮からのBOP（－）
  ➡ 非活動性歯周ポケット（プロービング圧に耐え得る抵抗性を示す）[4]

POINT!

プロービングから得られる情報

- AL
- 歯周ポケットの深さ・形態
- 炎症の有無
- 歯石沈着の有無
- 歯肉縁下プラークの有無
- 歯根の形態
- 根分岐部病変
- 歯根表面の滑沢さ[5]

3㎜ですが、この数値は歯周組織破壊の程度を表しているのではなく、単に歯周ポケットの深さであり、歯周組織破壊は AL 9㎜で表されることを、患者にわかりやすく伝えました。また、⌊4 の近心は PPD 7㎜、AL 7㎜、同遠心は PPD 9㎜、AL 9㎜で、根分岐部病変であることから、外科処置を行っても改善しにくいと判断し、SRP を行いました。支持骨量が少なく、動揺が落ち着かないため、連結して対応しました。

現在の SPT 時（**図7**）においても、⌊6 は PPD 3㎜ですが、AL は 9㎜で、初診時と比べてほとんど変化していません。また、⌊4 の PPD は初診時から数㎜改善し、近心は PPD 5㎜、遠心は PPD 6㎜の歯周ポケットが残存しました。しかし、同近心は AL 7㎜、遠心は AL 9㎜、BOP（－）です。現在までの6年間、初診時と変わらずに非活動性歯周ポケットとして、AL を失わずに維持しています。

●

本項では、初診時のプロービングには誤差があることを踏まえ、歯周組織の破壊の程度を的確に表す AL の把握が、PPD を補完するデータとして現症の把握やその後の治療計画に役立つことを解説しました。プロービングが単なる記録ではなく、歯周ポケット内を触知する"第2の目"として活用できるように、適切な圧のかけ方や抜き方などを日ごろから意識し、経験を積み重ねていくことが大切です。

それでも、プロービングだけで歯肉縁下の状態を判断するのは難しいことも多くあります。X線写真を併用することで多くの情報が得られ、状態をより正確に把握できます。

【参考文献】
1）佐々木妙子：プロービングから得られる情報 プローブの有効な使い方．歯科衛生士，11（4）：4-6，1987.
2）佐々木妙子：プロービングから得られる情報 プローブの有効な使い方．歯科衛生士，11（4）：9，1987.
3）申 基喆，松井恭平，白鳥たかみ：歯周疾患 歯周治療．医歯薬出版，東京，2006：54.
4）申 基喆，松井恭平，白鳥たかみ：歯周疾患 歯周治療．医歯薬出版，東京，2006：122.
5）高阪利美：最新歯科衛生士教本 歯科予防処置論・歯科保健指導論．医歯薬出版，東京，2011：94.

CHAPTER 1　臨床記録の読み方

06　動揺歯の見方　動揺のコントロール

　　歯周病罹患歯を診査するうえで重要なのが、動揺度の評価です。歯周病罹患歯の動揺をコントロールすることは、その歯を改善させ、その後の歯周病の進行を遅くさせるうえで欠かせません。

　　本項では、動揺度の診査と、それらをどう読み、どう活かすか。歯周基本治療や補綴処置、メインテナンスの各ステージにおける見方を、症例をとおして説明します。

動揺歯の診査

　　動揺歯の診査には、ピンセットを用いた診査（Miller の分類）のほかに、歯牙動揺測定器（ペリオテスト）を用いた診査があり、筆者はその両方を行っています。歯の動揺は、ブラキシズムや咀嚼などの力や歯冠歯根比などにより影響を受け、咬合性外傷や急性炎症の際には、とくに動揺が大きくなります。X 線写真においては、歯根膜腔の拡大所見が現れ、そこから動揺度を推測できます（**図1、表1**）[1]。

　　動揺歯の診査としては、それが病的動揺（increasing mobility）か、収束した動揺（increased mobility）かを判断する必要があります。

　　その判断は、深い歯周ポケットが残存しているか、患者の自覚症状があるか、歯髄病変や根尖病変があるか、早期接触などの咬合性外傷があるか、歯周外科後3ヵ月以内か、矯正治療中や直後か、などを考えて判断します[2]。

動揺歯への対応

　　歯周病罹患歯に動揺があっても、それがその状態における収束した動揺であれば、咬合調整によってそれ以上の改善を求めることは難しく、二次性咬合性外傷と考えればその対応は暫間固定か一次固定、あるいは二次固定ということになります。

　　逆に、病的動揺と判断できれば、咬合調整または暫間固定が必要となります。病的動揺が収束した動揺に落ち着いたところで、その後の安定のために連結固定を行います。

垂直的動揺歯への対応

　　垂直的動揺を伴う動揺度3度の歯は、一般的には歯の保存が難しいと判断されることが少なくありません。ただ、歯根破折や重度のセメント質剥離、または根尖を超える歯周ポケットがなければ、保存が可能な歯が多いことも事実です。

　　そのような歯においては、症例1のようにまずは早期接触部を大きく咬合調整

34

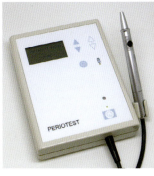
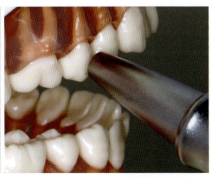

図❶ 歯牙動揺測定器「ペリオテスト」(製造販売元：東京歯科産業、発売元：インプラテックス)。実際の測定では±1〜2の差が出るため、1歯に対して数回測定している。ボタン操作1つで歯の動揺度を測定し、ペリオテスト値（PT値）として数値化する。1歯について16回打診を繰り返し（約4秒間）、接触時間の差異をマイクロコンピュータが算出し、平均値をPT値として−8〜+50の数値で表示する。臨床動揺度（Miller）が0の場合も、−8〜+9まで18段階に判別するため、歯周組織の進行性徴候を客観的に判断できる。欠点は、歯冠の材質により差が出る場合があることで、その点を理解して経過を追う必要がある

表❶ ペリオテスト値分析法[3]

臨床的動揺度	臨床的性状	ペリオテスト値（PT値）
0	動揺が認められない	−8〜0
		0〜+9
Ⅰ	触診で動揺が感じられる	+10〜+19
Ⅱ	視覚的に動揺が認められる	+20〜+29
Ⅲ	舌や口唇で歯が動揺する	+30〜+50

POINT!

動揺歯の診査項目
- 歯の動揺度（Millerの分類）
- 歯牙動揺測定器（ペリオテスト）
- フレミタス
- プロービング
- X線写真（歯根膜腔の拡大、歯冠歯根比、骨欠損、他）

※病的動揺か、収束した動揺かの判別が重要

（調整しながらも挺出してまた当たってくるので、それが止まるまで咬合調整）し、同時にプラークコントロールを徹底して炎症の消退を図ります。このとき歯は自然挺出（自然移動）を起こし、深い歯周ポケットがある場合はこの現象によって"付着の歯冠側への移動"が起こり、歯周ポケットは浅くなります。これを繰り返し、動揺が収束してくるような歯であれば、歯の保存の可能性は高まります。

垂直的動揺がある時点ではSRPはまだ行いません。

垂直的動揺が収束したところでSRPを行いますが、それによって初診時と比べて歯周ポケットは浅くなり、また急性炎症の消退によりオーバーインスツルメンテーションを防ぐこともできます。このようにすることで、垂直性骨欠損を歯周基本治療のみで改善できることもあります（症例1）。

垂直性骨欠損を認めて動揺がみられる場合、まずはプラークコントロールで炎症の消退を図りながら、咬合調整などによって動揺の収束を待ちます。さらに、重度の動揺がみられる歯においては、骨欠損の状態によって自然挺出（自然移動）を促します[4]。

動揺の収束を待ってから、SRPを行います。待つことにより、初診時と比べて歯周ポケットは浅くなり、また急性炎症の消退によってオーバーインスツルメンテーションも防げます[5]。このようにして、垂直性骨欠損をSRPのみで改善できる場合もあります。

症例1

初診：2013年2月（図2a〜d）

患者：65歳、女性

主訴：7の動揺と冷たいものがしみる

症例1

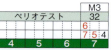
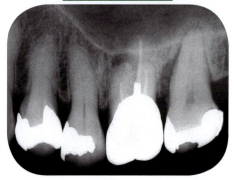

図❷a　初診時（2013年2月）。66歳、女性。|7 近心には垂直性骨欠損がみられる。|7 には動揺度3度（PT値31）が認められたため、いきなりSRPはせず、まずはプラークコントロールで炎症を消退させ、咬合調整によって動揺の収束を図った。これらを繰り返し、同年11月に動揺が1度強（PT値21）に落ち着いてきたため、SRPを行った

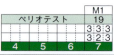
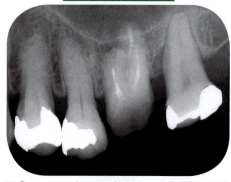

図❷b　2014年3月。|7 近心の骨欠損部は不透過性が若干高まったが、残存歯周ポケットは5～7mmで、再び動揺度3度（PT値32）に増してきた。歯根膜腔の拡大もまだみられた。咬合調整によって知覚過敏が生じたため、対合歯も咬合調整したところ、再び動揺度1度（PT値19）に落ち着いたため、同年8月と10月に再SRPを行った

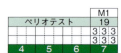
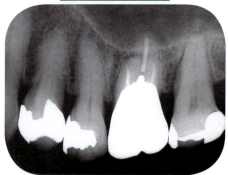

図❷c　2014年11月。歯周ポケットは急速に改善した。この時点では、骨欠損像（透過像）はまだ若干みられるものの、動揺度も落ち着いてきたため、補綴処置を行った

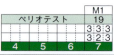
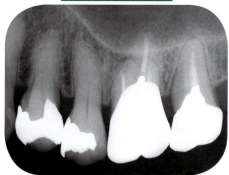

図❷d　2017年3月。現在の状態。|7 近心の骨欠損が修復され、歯周ポケットは3mmに改善した。動揺度1度（PT値19）に収束し、"霧が晴れた"ように周囲の骨梁像透過性が亢進した

POINT!

動揺歯への対応

歯周基本治療
- プラークコントロールでの歯肉収縮による動揺度の減少　➡　経過観察
- 早期接触・咬合干渉・フレミタス　➡　咬合調整により除去
- 垂直的動揺の改善後　➡　SRP

歯周外科
再評価後
残存した動揺、二次性咬合性外傷のコントロール
　　➡　・補綴物による直接的な連結固定（一次固定）
　　➡　・可撤性補綴物やナイトガードによる間接的な連結固定（二次固定）

経過観察時
- 動揺度を毎回測定　➡　増加したときは、早期接触やフレミタスを確認して咬合調整

症例2

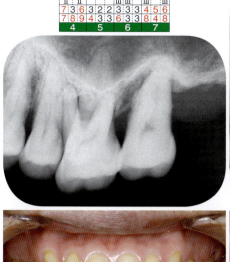
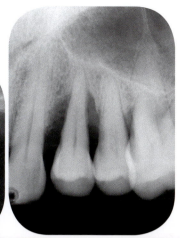
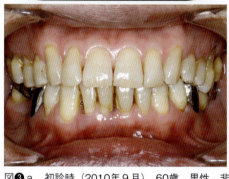
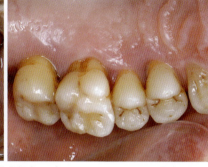

図❸a 初診時（2010年9月）。60歳、男性、非喫煙者。プラークコントロールを徹底し、動揺歯以外にはSRPを行った。同時に、動揺度2度（PT値28）の4̲と動揺度3度（PT値31）の7̲に、早期接触やフレミタスの咬合調整を行った

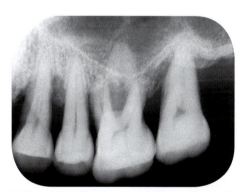

図❸b 2011年9月。4̲の動揺度2度（PT値26）、7̲の動揺度3度（PT値34）がなかなか改善されず、TBIや咬合調整を繰り返し、動揺歯以外にSRPを行った

症例2

初診：2010年9月（図3a～e）

患者：60歳、男性、非喫煙者

主訴：噛んだときに下の前歯が痛い（本症例は本章05でも紹介）

　全顎的に歯周病の進行が認められましたが、本項ではとくに動揺の大きかった左上に絞って説明します。4̲～7̲には、初診時に動揺度2～3度も認められました。

　歯周基本治療として、炎症の消失を優先にプラークコントロールを徹底し、同時

	M1		M1		M1		M1	
Ⅱ	Ⅱ			Ⅲ	Ⅲ		Ⅲ	Ⅲ
6	3	6	3	2	2	3	3	3
8	3	5	3	3	3	4	3	3
	4			5			6			7	

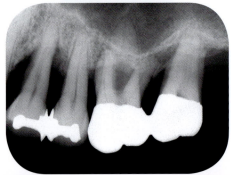

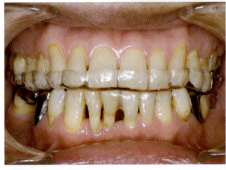 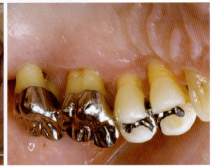

図❸c　SPT 移行前（2012年5月）。4 6 7 は根分岐部病変も抱えているため、骨欠損の回復は期待できず、再評価後には歯周ポケットの改善はみられたものの、動揺度1～2度が残存した。連結固定の範囲を模索しながら、4 5 と 6 7 をそれぞれ補綴物にて連結固定し、動揺度1度ほどは残したまま SPT に移行した。その後、ナイトガードを装着したり、TBI（7 の口蓋側近心に5mmの残存歯周ポケットとプラークを認め、歯間ブラシで対応）を行ったりした。根分岐部にはう蝕予防のためにサホライドを塗布した。4 は動揺度1度（PT 値19）、7 は動揺度1度（PT 値10）であった

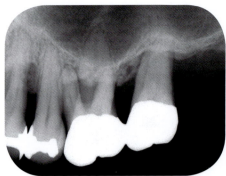 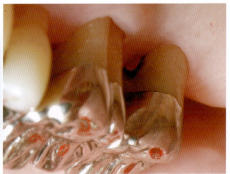

図❸d　SPT 中（2013年6月）。X 線写真によって 7 に歯根膜腔の拡大を認め、動揺のコントロールを行った。4 は動揺度2度（PT 値20）、7 は動揺度2度（PT 値21）であった

に早期接触やフレミタスの咬合調整を行いました。これらを繰り返しながら、動揺のない他の部位から SRP を開始し、ある程度動揺の収束がみられたら、これらの歯も SRP を行いました。

　4 6 7 は根分岐部病変も抱えているため、骨欠損の回復は期待できず、再評価後には歯周ポケットの改善はみられたものの、動揺度1～2度が残存しました。連結固定の範囲を模索しながら、4 5 と 6 7 をそれぞれ補綴物にて連結固定し、動揺度は1度ほど残したまま、サポーティブペリオドンタルセラピー（SPT）に移行しました。

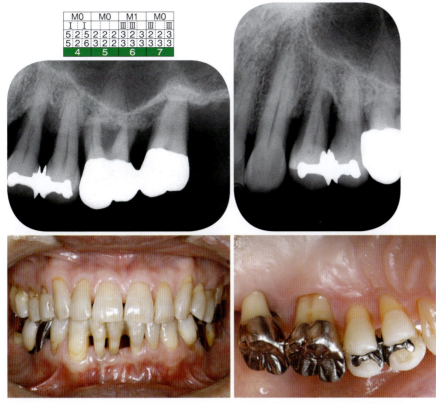

図❸e　SPT時のX線写真（2016年8月）と口腔内写真（2017年4月）。毎回動揺度やフレミタスをチェックし、それらが確認できれば咬合調整を行う。7⏌の歯根膜腔の拡大は消失。⏌4 7⏌は動揺度0（PT値07）と、現在のところは安定し、経過観察している

　SPT時には、毎回動揺度やフレミタスをチェックし、それらが確認できれば咬合調整を行います。全体的に動揺が増したときはクレンチングやTCHなどを疑い、それらへのアプローチも行います。本症例はプラークコントロールに浮き沈みはあるものの、患者の努力で現在まで良好に経過しています。

● ● ●

　歯周基本治療や補綴処置、メインテナンスなどの時期において、動揺度の把握と適切な対応は重要であり、プラークコントロールとともに動揺度は歯科衛生士がしっかりと押さえておくべき項目と考えています。PT値など客観的な数値は、術者側の冷静な判断の基準となるだけではなく、患者の励みにもなります。

【参考文献】
1）日本歯周病学会（編）：歯周病の検査・診断・治療計画の指針2008．医歯薬出版，東京，2009：2，4．
2）江澤庸博：一からわかるクリニカルペリオドントロジー．医歯薬出版，東京，2001．
3）インプラテックス社資料：http://itx.co.jp/files/products/pdf/periotest_hp.pdf
4）南 真弓，鷹岡竜一：DHとDRの臨床日記 歯をみる・口をみる・人をみる STEP 6—SRPはどこから始めるのか．デンタルハイジーン，29(7)：748，758，2009．
5）斎田寛之：自然挺出の促し方．若林健史，小方頼昌（監），鎌田征之，稲垣伸彦（編），聞くに聞けない歯周病治療100，デンタルダイヤモンド社，東京，2018：78-79．
6）Sato F, et al.: Teeth contacting habit as a contributing factor to chronic pain in patients with temporomandibular disorders. J Med Dent Sci, 53(2): 103-109, 2006.

CHAPTER 1　臨床記録の読み方

07 治療計画の立案①
歯周病の治りやすさを予測する

　同じように歯周基本治療を行っても、改善する方としない方がいます。その差はどこにあるのでしょうか。本項では、治りやすい歯周病と予測し、歯周基本治療のみで骨内欠損まで改善した一症例を中心に、歯周病の治りやすさの見方を解説します。

■ 歯周病の治りやすさを予測

　当院では、歯周基本治療を始める前に、歯科衛生士の目線からも患者それぞれの歯周組織の反応（治りやすさ）を予測し、X線写真や歯周基本検査などの臨床記録をもとに、歯科衛生士治療計画を立案しています（図1）。そこで重要なのは、keytoothや予後不安歯の認識を、歯科医師とともに歯科衛生士も同じ視点で捉えられることだと思います。そのうえで、宿主因子[1]やリスクファクターから患者の個体差を捉え、歯周病の治りやすさを考えます（図2）。そして、治療目標を立て、SRPをどこから始めるかなどを検討します。

1．歯周病患者の個体差

　歯周病は全顎にわたる疾患であり、一歯単位の把握だけでは病態全体を把握することはできません。一口腔単位の個体差、そして一患者単位の個人差を把握する必要があります。"個人差"は患者の性格や社会的背景などを指し、長く患者と寄り添っていく歯科衛生士にとってこの把握はとても大事ですが、そこを見る前に、まずは患者固有の要素、つまり"個体差"について把握する必要があります。

　歯周病患者の個体差は罹患度（失われた支持組織量）、進行性（歯周組織破壊のスピード、タイプ、修飾因子の有無）、回復力（付着を獲得する力、骨を再生させる力）の3つの視点で捉え[2]、それぞれを評価します。

　罹患度は、歯周病の重症度を指し、年齢に対する骨欠損の大きさから評価します。進行性は、現在の歯周病が進みやすい状態にあるのか、そうでないのかの判断を指し、X線写真上での歯槽頂部歯槽硬線の有無や、骨梁像の不透過性から判断します。歯槽硬線が消失して骨梁像の不透過性が高ければ、歯周病は現在進行形で進みやすい状態にあると評価します。

　回復力は、今後歯周病がどれくらい治る可能性があるかの評価を指します。つまり、罹患度は過去、進行性は現在、回復力は未来を表しており、それらを分析して[3]、歯周病の治りやすさを予測します（図1）。

図❶ 歯科衛生士治療計画書

(初診)・再診・メンテナンス) **歯科衛生士治療計画書**　　2009年2月25日

No. 1　　氏名 F.S　　(M・F)　年齢 49　担当 片山

職業 無職　　家族構成 配偶者 有 子供 3人　性格 神経質

症例

good:1 ave:2 poor:3

- 罹患度　骨欠損（垂直性・混合・水平性）分岐部病変（多・中・少）　→ 3
- 進行性　歯槽硬線（明瞭・不明瞭）ポケット（咬合型・混合・炎症型）骨梁（明瞭・不透過性）　→ 2
- 回復力　年齢（〜50・50〜）歯周基本治療の反応（良・普・悪）歯肉（繊維性・混合・浮腫性）　→ 1

プラークコントロール（良・中・悪）type（無知・無関心・不器用・癖・完璧）

咬合力（強・弱）→ 影響（多・中・少）喫煙（＋・−）ストレス（＋・−）睡眠（＿）薬（＿）

全身疾患（＿＿）Brx（clenching,grinding,TCH）歯列不正（不適合補綴物）他 ＿＿＿ → 3

総合 ＿＿
症例の難易度 1 ② 3

歯式

補綴治療　咬合調整

```
        ▲▲  ▲▲
   7 6 5 4 3 2 1 | 1 2 3 4 5 6 7  ▲ ▲▲
 8 7 6 5 4 3 2 1 | 1 2 3 4 5 6 7
 C.C    ▲       |              ▲▲
      RCT.補綴治療          RCT  補綴治療
```

治療目標

- 歯磨きで細菌数減少させて、炎症を軽減。
- 歯周病の進行を遅らせる。
- 炎症がある程度落ち着いたら治療へ。

治療計画

TBI SC	SRP	再評価	歯周外科	補綴処置	メインテナンス
患者の背景 習熟さ	どこからはじめるか 注意部位	回復力 協力度	必要なところ 目標	補綴形態	間隔 ポイント
3回 /day 3分 歯磨きに対して意識が高い。器用。体調不良に注意。主訴口メインに。プラークコントロール	動揺歯以外の部位。見えやすい前歯（モチベーション）プラークコントロール良好な部位 不良部位	スムースに進めば再評価までの目標 12回と考え期間約8〜10ヶ月と考える。	残在ポケットをできる限り少なく♥	不適合補綴物	

図❶　歯科衛生士治療計画書

図❷ 歯周病の回復力と治りやすさを予測する

	ネガティブファクター			ポジティブファクター
年齢	○ 高齢（70歳以上）	○	● 若い（50歳未満）	
喫煙	○ 喫煙	● 非喫煙		
歯肉の炎症	○ 潜在	○ 混在	● 顕在	
全身疾患	○ あり	● なし		
プラークコントロール	○ 不良	● 良好	○ ほぼ完璧	
過重負担、力の影響	○ あり	● なし		

歯周病の回復力の予測 ↑（年齢・喫煙・歯肉の炎症・全身疾患）

歯周病の治りやすさの予測 ↑（プラークコントロール・過重負担、力の影響）

図❷　歯周病の回復力と治りやすさを予測する

2．ポジティブファクターとネガティブファクターから
　回復力・歯周病の治りやすさを読む

　回復力を読むためには、宿主因子やリスクファクターに注目する必要があります。

　年齢、全身疾患、歯肉の性状、喫煙歴、パラファンクション[4]などは、歯周病の治りやすさを左右する因子として考えられます。これらには、それぞれプラス要素とマイナス要素があり、それらをポジティブファクターとネガティブファクターと呼んでいます。それぞれ、喫煙歴、パラファンクションの有無は、存在すれば歯周病の改善を妨げる因子、つまりネガティブファクターと考えられます。

　年齢が若いことはプラス要素、つまりポジティブファクターとして考えます。これは、年齢が若いほど歯周組織の反応はよいとの報告があるためです[4]。歯肉の炎症があきらかに現れている（顕在）症例は治りやすく、潜在化している症例は治りにくいと考えられます（顕在≒浮腫性歯肉、潜在≒線維性歯肉）。プラークは歯周病の主原因ですが、プラークコントロールの成否が歯周治療成功の鍵であることはいうまでもありません。

　そして、図2のようにまとめて、ポジティブファクターやネガティブファクターの割合から、回復力、そして歯周病の治りやすさを予測します[6, 7]。

■ 歯周病の治りやすさを予測する意味

　歯周病患者の個体差は、初診時である程度予測が可能な場合とそうでない場合があるので、その判断に悩んだときは、まずは治りやすい可能性を考えて保存的に対応し、実際の判断は歯周基本治療後の再評価時に、プロービングデプスや動揺度の変化、X線写真上の骨梁の変化などを観察し、歯周組織の回復力が実際にはどうだったのかを判断します。これらの変化がみられた場合は回復力が高いと判断し、再評価後に再 SRP を行うか、歯周外科を行うかを検討します。

1．治りやすい歯周病症例と予測した場合

　歯の保存や歯周組織の改善を目標に、積極的に歯周基本治療を行います（図1）。治りやすいと予測したにもかかわらず、十分な治癒が得られなかった場合、2つの可能性を考えます。1つは歯石を除去しきれていないこと、もう1つは初診時に読み取れなかったリスクの存在です。ほとんどの場合は前者だと思いますが、この場合、その後の対応（再 SRP を行うか、歯周外科を行うか）について歯科医師とよく話し合い、方針を決定します。再評価時に、歯周組織の反応から回復力が高いと判断できた場合、残存した歯周ポケットに対しては、さらなる回復が見込める可能性があれば、再 SRP も視野に入れたいと考えています。また、根分岐部などアクセスしにくい部位、または骨欠損形態（1～2壁性骨欠損）から再生療法のほうが確実と考えられるような部位においては、歯周外科を選択することも少なくありません。

2．治りにくい歯周病症例と予測した場合

　次第に歯を失っていく可能性や、その後の補綴治療の可能性について歯科医師とともに説明し、患者には歯の保存に対して過度な期待をもたせないようにします。それでも、一口腔内で重要な歯は守れるように、モチベーションを維持していかな

ければなりません。決して諦めるわけではなく、患者に寄り添いながら、できることを一緒に考えていく必要があります（本章08症例２、４章01参照）。

【参考文献】

1）斎田寛之：リスクファクターから考える個体差と歯の保存—天然歯の保存に努めた重度歯周炎症例—
　　日臨歯周誌，33(1)：33-39，2015.
2）千葉英史：歯周病患者の個体差. 歯界展望，92(1)：160，1998.
3）千葉英史：20年経過300症例から歯の保存を考える 第２回 歯周病による歯の喪失と患者の個体差. ザ・
　　クインテッセンス，32(11)：73-86，2013.
4）McGuire MK, Nunn ME: Prognosis versus actual outcome. The effectiveness of clinical parameters
　　in accurately pre-dicting tooth survival. J Periodontol, 67(7): 666-674, 1996.
5）Trombelli L, Rizzi A, Simonelli A, Scapoli C, Carrieri A, Farina R: Age-related treatment response
　　following non-surgical periodontal therapy. Clin Periodontol, 37(4): 346-352, 2010.
6）斎田寛之：私の臨床 リスクファクターから考える歯周治療. 日本歯科評論，74(3)：91-100，2014.
7）斎田寛之：歯周病症例の難易度の見方. ザ・クインテッセンス，37(11)：34-58，2018.

CHAPTER 1　臨床記録の読み方

08 治療計画の立案②
歯周病症例の難易度を見る

■■■ **症例 1：治りやすい歯周病（図 1 〜 6）**

初診：2005年 2 月
患者：47歳、女性
主訴：歯がグラグラする
職業：パートタイマー（主婦）
喫煙：非喫煙者

■初診〜歯周基本治療

1．歯周病患者の個体差を予測

　デンタルX線写真10枚法より、歯槽骨吸収量は年齢を考えると重度であり、罹患度は高く、また歯槽頂部歯槽硬線が全顎的に消失していることから、進行性は高いと判断しました。また、年齢が50歳以下と歯周病年齢としては若いこと、正面観より歯肉の炎症が顕在化していること、また非喫煙者であり全身疾患もないことから、ポジティブファクターが存在し、かつネガティブファクターが存在しないことから、回復力は高いと予測しました。

　初診時よりプラークコントロールはよく、こちらもポジティブファクターと考えられましたが、歯根膜腔が拡大している歯も多く、力の影響は初診時には読めないと考えました。

2．歯周基本治療の進め方

　力の問題は、初診時には予測が難しかったものの、ポジティブファクターが多いことから、治りやすい歯周病症例と考えて歯周基本治療を進めることとしました。

　まずは保存が困難と考えた 5| は自然挺出を促しながら、垂直的動揺が落ちついた時点で SRP を行いました。7| と |7 も同様に自然挺出を促し、動揺の収束を待ってから SRP を実施しました。その他の部位は、重症度の高い部位から順に SRP を行いました。

■再評価

　初診時の予測どおり、回復力は高く、再評価時には多くの歯周ポケットが改善しました。動揺度が落ちついた歯も多く、また 7 5| や |7 など、骨欠損の改善が見られた歯もありました。初診時に読めなかった力の影響については、歯周基本治療を通じてかなり少ないことがわかりました。

症例1　治りやすい歯周病

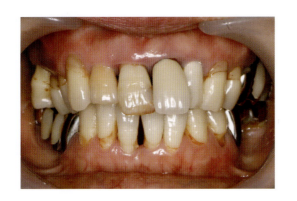

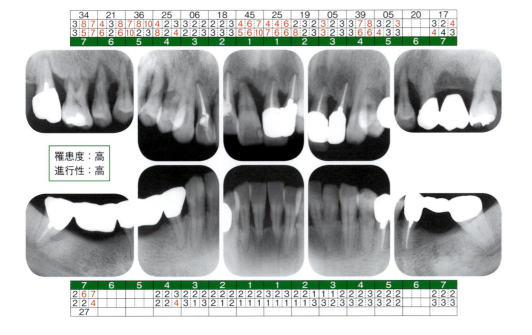

図❶　治りやすい歯周病症例。初診時（2005年2月）。47歳、女性、パートタイマー（主婦）、非喫煙者

■歯周外科〜補綴処置〜メインテナンス

再評価時に歯周ポケットが残存した7 5|4と|7には、歯周外科を行いました。その後、補綴処置を行ってメインテナンスに移行しました。動揺が残存した6 5|4 5 7は連結固定しました。現在4〜6ヵ月のメインテナンスを行っており、初診から14年経過していますが、現在のところ大きなトラブルはなく、良好に経過しています。

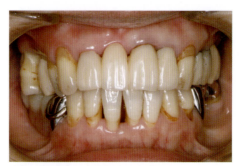

図❷　再評価時（2005年10月）

			6			4																		5					
7	6	5	4	3	2	1	1	2	3	4	5	6	7
			6																										

図❸　再評価時（2005年10月）の歯周組織検査表

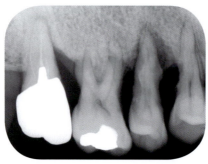

a：初診時（2005年2月）

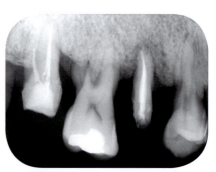

b：再評価時（2006年1月）

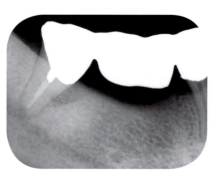

c：初診時（2005年2月）

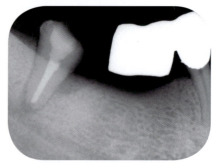

d：再評価時（2005年8月）

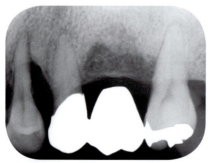

e：初診時（2005年2月）

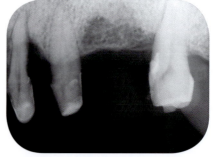

f：再評価時（2005年10月）

図❹ a〜f　初診時と再評価時のデンタルX線写真の比較。7|歯根膜腔の拡大と歯軸、5|周囲の透過像、7|近心骨欠損の透過像と歯軸など、多くの部位で改善が認められる。このように、歯周基本治療を通じてデンタルX線写真で改善が見られれば、治りやすい歯周病症例と"判断"することができる。また、4|の歯根膜腔に変化が認められないため、力の影響は初診時の予測に反して極めて少ないと判断できる。治りやすい歯周病症例と判断できたため、再評価時に深い歯周ポケットが残存した7 5 4|と|7には歯周外科を行った

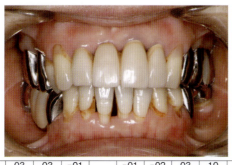

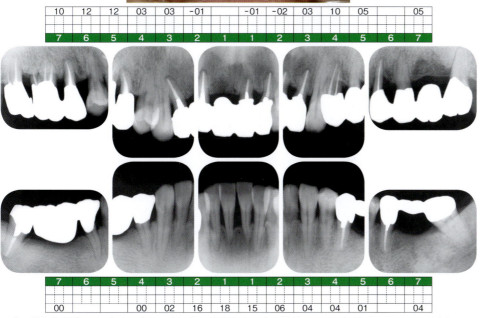

図❺ 補綴処置終了時（2006年10月）。歯周基本治療と歯周外科によって初診時に見られた骨欠損はかなり改善された。治りやすい歯周病症例では、歯周基本治療も歯周外科も目標は骨欠損の修復である

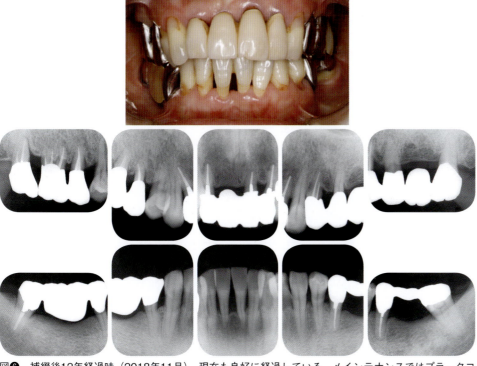

図❻ 補綴後12年経過時（2018年11月）。現在も良好に経過している。メインテナンスではプラークコントロールやう蝕の他に、動揺、フレミタスなどのチェックも欠かせない。7｜に歯根膜腔の拡大が見られたため、咬合調整を行った

症例2 治りにくい歯周病

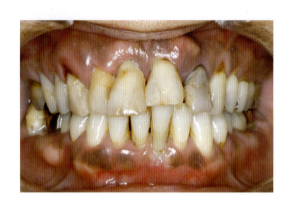

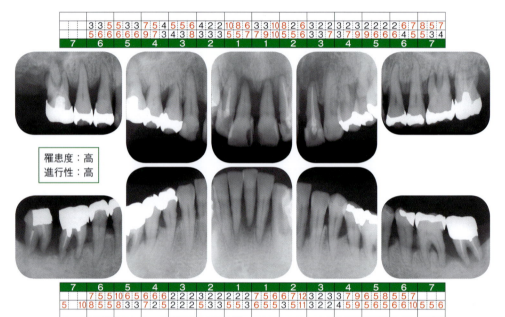

図❼ 治りにくい歯周病症例。初診時（2008年12月）。47歳、女性、美容師、喫煙者。主訴は、上顎前歯が腫れてグラグラする

▓ 症例2：治りにくい歯周病（図7〜10）

初診：2008年12月

患者：47歳、女性

主訴：上顎前歯が腫れてグラグラする

職業：美容師

喫煙：喫煙者

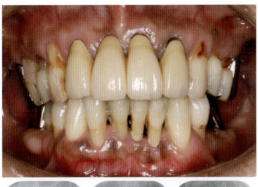
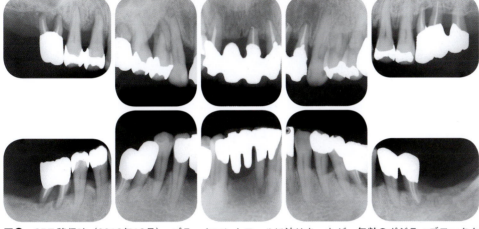

図❽ SPT移行時（2013年10月）。プラークコントロールに波はあったが、年齢のポジティブファクターを考え、予後不安な歯も何とか保存した。しかし、歯周基本治療の反応は悪く、やはり治りにくい歯周病症例といえる。依然として進行性は高く、欠損進行の可能性は来院のたびに伝えた

1．歯周病患者の個体差を予測

年齢を考慮すると、水平性および垂直性骨吸収の混在、根尖付近にまで及ぶ骨欠損、根分岐部病変の進行から、罹患度は極めて高いと判断しました。また、全体的に歯槽頂部歯槽硬線が不明瞭で、大臼歯部の骨梁に不透過性の亢進が認められるため、症例1同様に進行性は高いと判断しました。しかし、慢性歯周炎患者としては比較的年齢が若く、その点はポジティブファクターと捉えて回復力に期待したいものの、歯肉の炎症は潜在化していて、治療を妨げる全身疾患（大腸がん）や喫煙（ヘビースモーカーで1日20本以上）などネガティブファクターが多く認められ、治療への歯周組織の反応は悪いと考えられ、回復力は低いと予測しました。

2．歯周基本治療の進め方の計画

1）主訴への対応

患者は毎日仕事が忙しく、食事や睡眠の時間を十分にとることができず、セルフケアは非協力的でした。モチベーションはありますが、実行は難しく、初診時から1日1回3〜5分磨くのが精一杯で、夜は多めの飲酒が習慣のため、これ以上は無理だとおっしゃいました。さらなる改善は期待せずに、現状を守ることを目標に、モチベーションの維持に努めることとしました。

2）SRPの順番を計画

忙しさから、なかなか予約が取りにくいため、keytooth $\left(\frac{5\sim3\,|\,3\sim5}{5\sim3\,|\,3\sim5}\right)$ を優先してSRPを行うことにしました。TCHへの対応と、全歯に動揺がみられたため、保

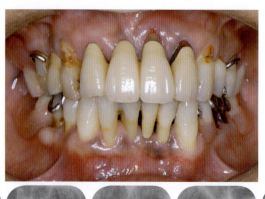
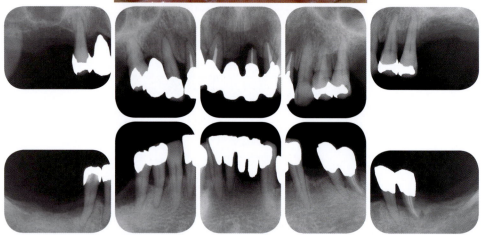

図❾ 再治療開始時（2016年2月）。その後の経過は、欠損が進行して初診から11本の歯を失った。しかし、初診から治りにくい歯周病症例と予測して欠損進行の可能性を伝えてきたため、義歯への移行はスムーズで、トラブルなく良好な関係を維持できている

存可能な歯は連結固定で対応することにしました。プラークコントロールや喫煙の問題が改善できなければ、積極的な歯周外科治療は考慮せず、予後不良歯（根尖にまで及ぶ骨欠損が認められる大臼歯部や前歯部）を抜歯してパーシャルデンチャーを使用することにしました。

■ 治療経過

　歯周基本治療への反応を観察評価しましたが、プラークコントロールは日によって差があり、ナイトガードも試しましたが睡眠できないとのことで使用は困難でした。予後不良歯の6は遠心根をヘミセクションし、$\overline{\frac{67}{47}}$、$\overline{6|}$、$\overline{|76}$は急性炎症がたびたび起こり、抜歯後にパーシャルデンチャーを装着しました。初診時より、歯周組織の反応を予測して欠損が進行する可能性、次に起こり得る変化（$\overline{1|}$は自然脱落し、$\overline{4|}$は急発により抜歯後にブリッジを装着）を患者に伝えながら治療を進め、過度な期待をさせることなく信頼関係を維持し、変化に対応してきました。歯周基本治療時の目標のkeytooth $\left(\frac{5}{5\sim3}\frac{3}{3}\bigg|\frac{3\sim5}{5}\right)$ の維持は、初診から10年経過の現在もできています（図7〜10）。

　歯周基本治療を行ううえでは、患者のリスクを把握し、症例の難易度、つまり"歯周病の治りやすさ"の予測が大切です。患者に将来の予測を伝えることは、ラポールの形成やモチベーションにおいても重要です。そして、治りやすい歯周病と予測できれば、できるだけ歯周基本治療での治癒を目標にしたいと考えています。

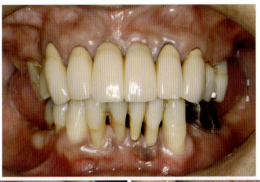
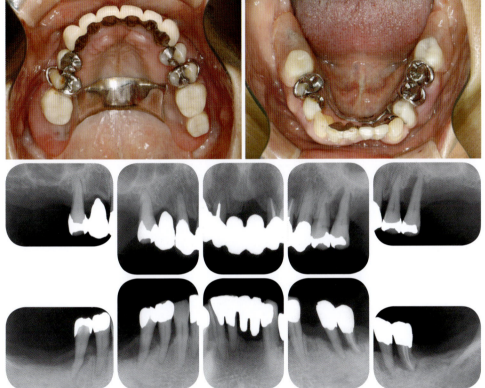

図⑩　初診から10年経過のSPT時（2018年7月）。治りにくい歯周病症例では予後不安な歯はいずれ失うと考え、欠損歯列の視点をもって見ることが大切である。本症例の場合、欠損歯列として見ると歯列内配置は悪くなく、上下左右の犬歯を失わなければあまり苦労することはないと考えられる。よって、上下左右の犬歯をkeytoothと考えて、それらを守れるようにSPTを行うことが重要である

　初診時に予測が難しい症例もあります。筆者は予測に悩むときは、まずは治りやすい可能性を考えて保存的に対応し、再評価の時点で判断しています。

【参考文献】
1）千葉英史：歯根膜の臨床観察と歯周病罹患歯の保存．日臨歯周誌，31(2)：90-91，2013.
2）斎田寛之：私の臨床 リスクファクターから考える歯周治療．日本歯科評論，74(3)：91-100，2014.
3）千葉英史：歯根膜の臨床観察と歯周病罹患歯の保存．日臨歯周誌，31(2)：87-88，2013.
4）Burgett FG, Ramfjord SP, NissleR R, et al.: A randomized trial of occlusal adjustment in the treatment of periodontitis patients. J Clin Periodontol, 19(6)：381-387, 1992.
5）Linde J, 岡本 浩（監訳）：Linde 臨床歯周病学とインプラント 基礎編 第3版．第8章咬合性外傷．クインテッセンス出版，東京，1999：293-294.
6）斎田寛之：歯周病症例の難易度の見方 治りやすいペリオ，治りにくいペリオ．the Quintessence, 37(11)：34-58, 2018.

Ⓐ：歯肉溝
Ⓑ：上皮性付着
Ⓒ：結合組織性付着

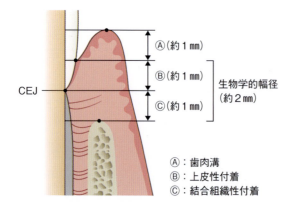

CHAPTER 2

プラークコントロール

01 タイプ別に考えるプラークコントロール ·········· 54

02 モチベーションに苦慮した患者から学んだこと ······ 60

03 プラークが取れる磨き方 ················· 64

04 プラークコントロールとシュガーコントロール ······ 68

05 プラークの粘性を観察する ············· 74

CHAPTER 2 プラークコントロール

01 タイプ別に考えるプラークコントロール

　ここまで、一歯単位の診査や一口腔単位の症例の見方について説明してきました。しかし、実際の臨床で最も重要で、歯周治療の成功の鍵を握るのは、患者の日々のプラークコントロールです。その確立・維持には、患者をよく理解して信頼関係を構築し、モチベーションを維持・向上してもらうことが重要です。

　本項では、プラークコントロールをテーマに、最初の手がかりとなる患者へのインタビューのポイントを含めて解説します。

■ タイプ別に対応する

　患者にプラークコントロールを維持してもらうには、ただブラッシングの方法を教えればよいわけではありません。術者が行うプロフェッショナルケアと違い、プラークコントロールは患者自身の参加が必須であり、個別の対応をしていくことが求められます。プラークコントロールは "ひと"、つまり個人への対応です。そのため、性格や職業なども考慮し、患者それぞれの個性に対応する必要があります。そこで筆者は、患者を「無知」、「無関心」、「不器用」、「癖、ほぼ完璧」という4つのタイプに分け、適宜対応を考えています（表1）。

　患者が本気で磨くようになるまで、5～15年以上かかる場合もあります。来院が途中で途絶えてしまえば、モチベーションに失敗したと考えますが、話に興味を示さなかったり、磨けていなかったりするのは、必ずしも失敗ではないと思います。

　患者に無理に考えを押しつけず、気長に構え、まずは「自分の歯は自分で守る。そのための歯磨きである」ことに気づいてもらう必要があります。そのために筆者は、技術指導の前に「歯磨きを努力したくなるような気持ちにさせる」ように、患者に寄り添って健康の維持を訴え続けなければならないと考えています。それには、「磨いたほうが得」と思えるような成功体験が必要です。たとえば、たまたまプラークが付着していたとしても、歯肉炎が改善した部位があった場合、患者の日ごろの成果として賞賛します。このように、来院時によいところを1ヵ所でもみつけ、必ず伝えています。

■ インタビューのコツ

　前述に加えて、歯周基本検査を通じて、初診の段階で医院の問診票に記載された内容をもとに、歯科医師とともに患者の性格や背景をできるだけ探ります。さらに、歯科衛生士として、患者にインタビューを行います。世間話を交えながら患者に興

表❶ タイプ別に考えるプラークコントロール（PCタイプ）

①無知	・なぜ磨かなければならないのか歯周病の基礎知識なども含めて説明し、デンタルIQを高める ・モチベーションの確立（位相差顕微鏡の使用など）	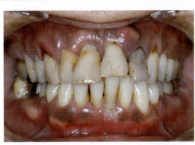	初診：2008年5月 患者：60歳、女性 職業：主婦 喫煙：非喫煙者
②無関心	・最も対応が難しいと考え、現状と今後の予測を伝える ・それでも改善しない方はあまり深追いせずに、介入のタイミングが来るまで"待つ" ・できるのにやらない（時間が短い）のはなぜか、その原因を考えながら対応する。大事なのは"関係の継続"	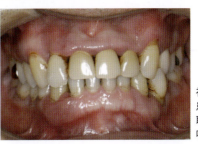	初診：2008年12月 患者：47歳、女性 職業：美容師 喫煙：喫煙者
③不器用	・不器用だが関心が高い方がここに相当する。手を添えながら、磨き方をできるだけわかりやすく伝える ・できるようになるまでプラーク染色液などを用いて、何度も練習する ・根気強く行うことで、プラークコントロールが格段に上がる方も多くいる ・何度やっても改善しない方は、できていることを褒めてモチベーションの維持に努める	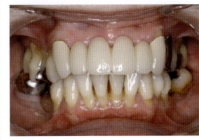	初診：2014年7月 患者：50歳、男性 職業：会社員 喫煙：元喫煙者
④癖、ほぼ完璧	・ワンポイント（磨き方の方法論など）のアドバイスを行う ・赤染めは非常に有効 ・いままでのやり方を尊重しながら行う		初診：2009年11月 患者：59歳、女性 職業：看護師 喫煙：非喫煙者

POINT!
タイプ別に考えるプラークコントロール
- プラークコントロールは"ひと"への対応
- 患者の性格などタイプを考えて、それぞれ対応を変えていく

POINT!
プラークコントロールが難しい患者（図1）
協力的だが、安定しにくい場合
- もともと嗜好品として砂糖（ショ糖）や果物（果糖）などの糖分の摂取頻度が高い人
- クリーニング後の清涼感が実感できない人（舌で触ってプラークの付着がわからない）。喫煙者に多い
- 極度の嘔吐反射や口呼吸のある人

味をもって接し、多くの情報を摑み、些細なことも歯科衛生士用の業務記録簿に記入します（表2）。優先順位が高い項目から理由も尋ねていき、患者に関する理解をさらに深め、共感しながら解決策を見出せるようにします。適切なインタビューを行うことにより、結果としてお互いに納得のいくコミュニケーションがとれます（表3）。

症例1　PCタイプ：③不器用（喫煙者、口呼吸、糖類の摂取頻度が高い）

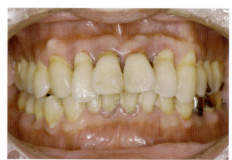
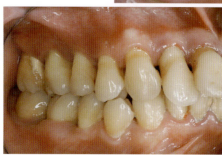
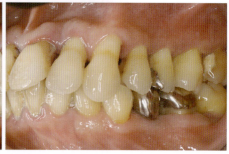

図❶a　初診時（2015年3月）。44歳、男性。重度歯周炎。前歯に厚みのあるプラークが付着

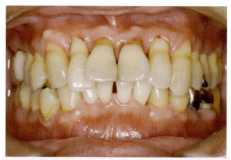
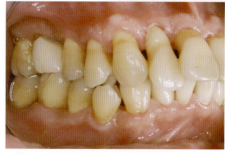
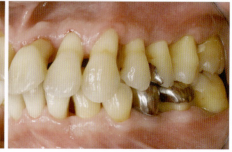

図❶b　2017年5月、再治療時のTBI後。協力的だが、プラークコントロールが難しいタイプ。依然として辺縁歯肉に炎症がみられる

症例2　PCタイプ：①無知→②無関心→③不器用→④ほぼ完璧（図2）

　本症例は初診時、欠損の放置と歯周病の進行からPCタイプ①無知であり、その後担当していた後輩歯科衛生士の退職に伴って引き継いだ患者で、いつも同じ部位にプラークが残っており、歯周病が再発していました。原因を探る前に、表1よりPCタイプを②無関心であると考え、歯周病が進行している現状と、このままではよくならない未来の予測を説明しました。そして、患者自身は今後どうしたいのかを尋ね、歯周病を改善したい意思を確認したうえで、プラークコントロールへの関

表❷ 筆者がDH1年目に作ったチェックシート

①歯磨き	／日　　朝　　昼　　夜
②時間（分）	朝　　分／昼　　分／夜　　分
③歯ブラシ	硬め　　普通　　軟らかめ 　　大きい　　小さい
④歯磨剤の使用	あり　　　なし
⑤以前にTBI受けた	受けた　　　受けたことがない
⑥スケーリング	あり　　なし　　最終　　前
⑦甘いもの好き	はい　　　いいえ
⑧どんな甘いもの	
⑨ジュース類	
⑩コーヒー（砂糖量）	

表❸ インタビューのポイント

- 患者の今後に役立てるためのインタビューであると伝え、答えやすい雰囲気で行う
- TBIなど、こちらから説明をしたい場合でも、まずはインタビューを行って、一方的な会話とならないように配慮する
- 患者が言いにくい内容（心配ごとや疑問など）をうまく引き出せるように工夫する

症例2　PCタイプ：1無知→2無関心→3不器用→4ほぼ完璧

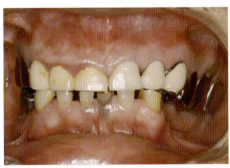

図❷a　初診時（2008年6月）。59歳、女性。非喫煙者（PCタイプ：1無知）

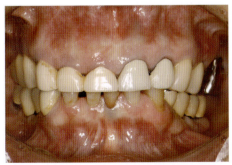

図❷b　2015年7月。担当歯科衛生士の退職に伴って引き継いだ。SPT時、いつも同じ部位にプラークが残存し、臼歯部の歯周病が再発していた。PD 4～6mm：19.4％、PD 7mm以上：2.1％、BOP：17％、自然排膿：5.5％（PCタイプ：2無関心）

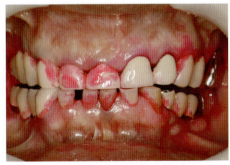

図❷c　2016年7月。不器用なため、磨き残しが多い。プラークコントロールは不安定であるが、擦過傷はなくなり、以前より炎症は改善している（PCタイプ：3不器用）

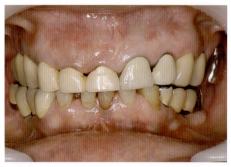
図❷d 同、TBI後の状態。プラークコントロールへの関心が高まり、来院回数も増えた結果、歯肉が健康なピンク色に変化してきた（PCタイプ：3不器用）

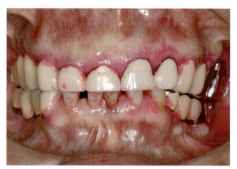
図❷e 2017年9月、メインテナンス時。プラークコントロールが、以前よりも安定傾向にある。朝晩の2回、各5分ほど欠かさずに磨いている

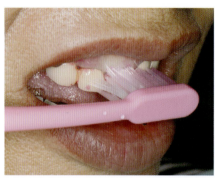
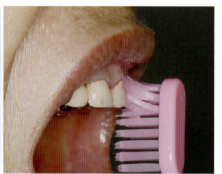
図❷f 同、TBI時。歯頸部と歯面に対していつも毛先が直角に当てられるようになった。横や縦の両方で自然に磨けることから、習慣化されているのがみてとれる。使用歯ブラシは、ルシェロP-10s（ジーシー）

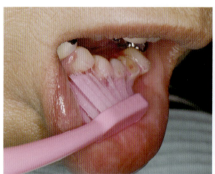
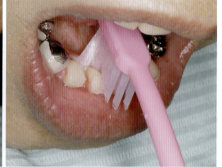
図❷g 同、TBI時。下顎前歯はとても小さく、以前は歯ブラシが滑っていたが、適切な歯磨き圧で磨けるようになった

心を引き出し、協力して原因と解決策を考えました。

同じ部位にプラークが残っていた原因は、大きく分けて3つありました。

- **原因①**：歯が小さいのに歯ブラシ圧が強く、歯や歯頸部に当たっていなかった
- **原因②**：歯が小さいため、歯肉に毛先が当たりすぎて擦過傷で痛くなり、磨くのが億劫になっていた
- **原因③**：親の介護疲労と寝不足で、歯磨きが不十分であった

これらの原因を歯ブラシの選び方から考え直し、擦過傷にならない磨き方を繰り返し練習して、励ましながら、できることから少しずつ対応していきました。その結果、表1のPCタイプは3不器用で、プラークコントロールは不安定ですが、擦過傷はなくなり、以前より磨けるようになりました。来院回数を少し増やすなどの

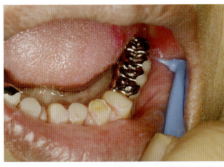 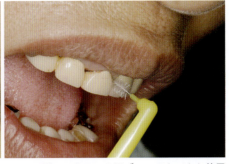

図❷h　同、TBI時。歯間ブラシも手馴れた動きで、1ヵ所につき2〜3回ずつ、テキパキと使用できている。使用歯間ブラシは、DENT.EX MとS（ライオン歯科材）

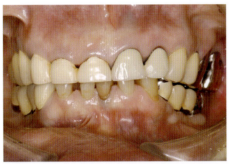

図❷i　同、PMTC後。PD 1〜3mm：100％、BOP：0％。健康な歯周組織を維持。歯周病が再発した経験から、これ以上悪くしたくないという意識が高い（PCタイプ：4 ほぼ完璧）

> **POINT!**
> 同じ患者でも、初診からメインテナンスまで、
> その時々によってPCタイプは変化する
> ・その時々のPCタイプを把握し、適切に対応する
> ・その変化を見逃さないためにも、こうだと決めつけずによく観察する

　対応もとったところ、なかなか改善しなかった歯周病は安定し、表1のPCタイプが 4 ほぼ完璧になりました。

　プラークコントロールが難しい患者は多いですが、筆者は日ごろから親切で丁寧な対応を心がけています。そのためか、TBI後には「磨き方の基本を丁寧に教えてもらったから、次回までにできるよう頑張ります」とうれしそうにおっしゃる方や、クリーニング後に「気持ちよくて寝てしまったよ」という方は、自然とプラークコントロールが改善していることが多いように感じています。

CHAPTER 2 プラークコントロール

02 モチベーションに苦慮した患者から学んだこと

　前項では、タイプ別にみるプラークコントロール（PCタイプ）として、患者を「無知」、「無関心」、「不器用」、「癖、ほぼ完璧」という4つのタイプに分け、適宜対応を変えている[1]とお伝えしました。本項では「無知」→「無関心」で、かつ歯周病の治りやすさを予測[2]した場合に、極めて治りにくい歯周病である症例におけるモチベーションの難しさを解説します。

症例：初診から9年目でモチベーションアップに成功（16年経過症例）

初診：2002年4月

患者：43歳、男性

性格：控えめ

職業：経営コンサルタント

主訴：4ヵ月前に 1| が自然脱落したが、1本でも多くの歯を残したい

喫煙：1日30本

全身疾患：なし

歯科的既往歴：4ヵ月前に 1| が自然脱落、2年前に 7|7 が自然脱落

診断名：広汎型重度慢性歯周炎、咬合性外傷

　仕事の都合で当日の無断キャンセルの多い方で、夜間のブラキシズムを自覚し、毎日仕事のことで悩んで一睡もできない日があり、いつ倒れてもおかしくないほど顔色が真っ青でした。喫煙は1日30本、砂糖入りコーヒーを毎日飲む習慣があり、プラークコントロールは極めて悪く、口臭もありました。

1．治療計画

▪**提示した治療計画**：近い将来、全顎総義歯で対応（予後不良歯が多い）

　患者は仕事の都合上、1本でも多くの歯を残したい、さらに悪くなったら総義歯を考えたいという理由で治療計画に賛同せず

▪**治療計画を修正**：現状維持

　プラークコントロール（TBI、PMTC中心）、歯肉縁上のスケーリング、動揺歯の咬合調整後に連結固定、歯内療法、単根歯を中心としたSRP、必要最小限の抜歯

2．歯科衛生士治療計画

1）歯周病患者の個体差を予測

　初診時2002年4月のデンタルX線写真10枚法（**図1**）より、年齢からすると全顎的に歯根長の2/3以上の骨欠損と、根分岐部病変が大臼歯と上顎小臼歯に進行し

症例　初診から9年目でモチベーションアップに成功（16年経過症例）

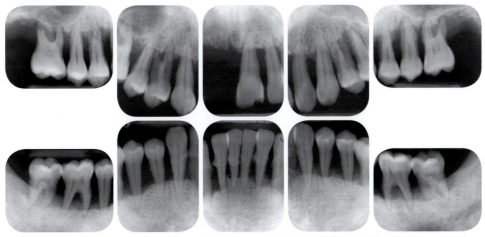

図❶a　初診時（2002年4月）。43歳、男性のデンタルX線写真10枚法。全顎的に歯根長の2/3以上の骨欠損と、根分岐部病変が大臼歯と上顎小臼歯に進行しているのを認めた（本症例は村松歯科・村松利安先生のご厚意による）

図❶b　歯周組織検査表（2002年5月）。赤字はBOP、青アミは排膿を示す。BOP：87.5％、PCR：93.7％、排膿：72.2％

ているのを認めました。これらより、歯周病の罹患度は極めて高いと判断しました。また、全体的に歯槽頂部歯槽硬線が不明瞭で、大臼歯部の歯根膜腔の拡大と、根尖にまで及ぶ不透過像を認めたため、進行性は高いと判断しました。

　患者は比較的年齢が若く、治癒を妨げる全身疾患もないため、本来ならば回復力に期待したいところです。しかし、初診時のTBI以降、プラークコントロールの改善があまり認められませんでした。そのため、治療への歯周組織の反応は極めて悪いと考えられ、回復力も低いと予測しました。

2）患者の概要から、PCタイプを「無知」→「無関心」と考えて対応

　磨き方の方法論よりも、なぜ磨かなければならないのかを、患者の主訴である「1本でも多くの歯を残したい」ということから考え、歯周病学の基礎知識なども含め、わかりやすく説明しました。そして、まずは不規則な歯磨きの習慣から改善する必要があると伝えました。毎日深夜まで続く仕事では歯磨きどころではない生活でしたので、対応は難しいと考えられました。

　患者には、すでに現状と今後の予測を伝えていましたが、関心を示してもらえませんでした。来院が途絶えてしまっては、モチベーションに失敗したことになると考え、磨けていなくてもあまり深追いはせずに、歯科医師と相談しながら、「歯磨きを努力したくなる気持ちにさせる」ように、患者に寄り添っていくことにしました。具体的には、仕事のたいへんさを理解し、いつも気遣って励ましながら、プラークコントロールや禁煙指導、ストレスによる不規則な睡眠について指導したり、砂糖の摂取頻度をはじめとする食事指導も行い、歯と体の健康の維持を、患者が始められそうなところから、少しずつ訴え続けることにしました。

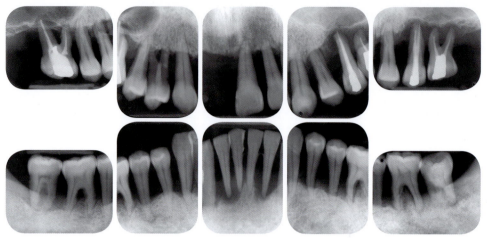

図❷a　2007年9月。デンタルX線写真10枚法より、全体的に骨欠損がさらに進行していることを認めた

図❷b　2008年1月。歯周ポケットが改善している部位もあるが、アタッチメントロスは進行していた。上顎は連結固定しているため、動揺度の測定は不可。赤字はBOP、青アミは排膿を示す。BOP：42.3%、PCR：88.5%、排膿：22.9%

経過

- 2007年9月：デンタルX線写真10枚法（**図2a**）より、全体的な骨欠損の進行を認めた。
- 2008年1月：歯周組織検査（**図2b**）では、歯周ポケットが改善している部位もあったが、全体的にアタッチメントロスの進行を認めた。いまだ夜間のブラキシズムの自覚があり、動揺歯への連結固定は来院のたびに外れており、そのつど修理して対応した。患者には、少しでも磨けている部位や歯周ポケットの改善部位を見つけて必ず伝え、患者の日ごろの成果として賞賛した。
- 2009年3月：依然として当日キャンセルが多く、このままでは歯周病の進行を阻止できないと判断し、患者に現状と今後の予測から、治療の必要性を再度説明した。今後も仕事が忙しく、治療には通えないとのことで、これまでと同じスタンスでしばらく通院していたが、毎週末に急発が起こることが1ヵ月以上続いた。その後、患者の仕事が落ち着き始め、治療のために通院が可能になった。
- 2010年8月：急発を繰り返していた保存不可能な歯を抜歯し、上顎総義歯を製作。自主的に禁煙を始め、早めに就寝するようになった。当日キャンセルもなくなり、プラークコントロールもやや落ち着き、下顎の連結は壊れなくなった。

モチベーションの維持で得られたこと

　来院のたびに、プラークや歯石の再沈着量が著しくありましたが、毎回丁寧にTBI、スケーリング、SRP、PMTCを継続できました。控えめな患者の当日キャンセルの改善や、積極的な治療を受けるなどの対応については主治医から助言をもらい、

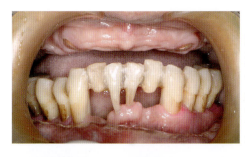

図❸a　メインテナンス時（2018年5月）。赤染してからクリーニングを行った。残存歯のPPDは3mm以下、BOP（－）、PCR：30％。歯周組織は安定している。2|2の抜去歯の歯根をカットし、連結固定した。審美的にはよくないが、清掃性に優れ、メインテナンスしやすい。上顎総義歯（あえて人工歯を使わない）によって上下顎間の距離を維持するための垂直的な咬合支持が保たれ[3]、下顎の連結固定は一度も壊れていない

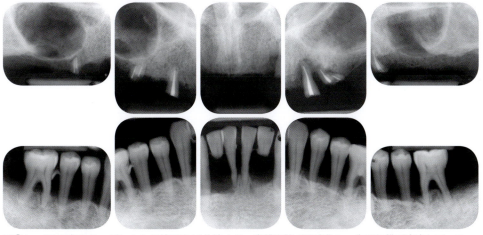

図❸b　2016年7月。デンタルX線写真10枚法より、歯槽硬線が明瞭化し、歯周組織が安定している

> **POINT!**
> **本気で磨くまで、長期にわたる場合もある！**
> - 個人差や個性があるため、患者の背景も理解して考えを押しつけず、気長に構える
> - 自主的に行動できるように、気づきのきっかけをさりげなく訴え続ける
> - 「磨いたほうが得」と思えるような成功体験を繰り返す

いままで待っていたモチベーションアップのタイミングと捉えて対応し、将来を見据えた方向へ勇気をもって動き出す決断へと導くことができました。

2015年4月、患者は脳梗塞によって右半身麻痺を生じ、2017年にはCT検査にて狭心症との診断を受け、入院されました。しかし、リハビリを真剣に行い、健康管理には細心の気を配り、現在まで一度も無断や当日キャンセルがなく、元気にメインテナンスで来院しています（**図3**）。

本症例では、患者が本気で治療を始めるまでに8年4ヵ月を要しました。無関心な患者でも、いつか変わるときが来ることを待つ大切さと、モチベーションアップのタイミングを適切に捉えることが重要であると学びました。

【参考文献】
1）片山奈美，斎田寛之：タイプ別にみるプラークコントロール．DHstyle，11(12)：24-27，2017．
2）片山奈美，斎田寛之：歯科衛生士による治療計画（1）歯周病の改善しやすさを予測する．DHstyle，11(9)：26-29，2017．
3）村松利安：重度歯周病症例への対応 Perio-Implant Prosthesis（PIP）の臨床．デンタルダイヤモンド増刊号，36(14)：118-127，2011．

CHAPTER 2　プラークコントロール

03　プラークが取れる磨き方

　初診時やメインテナンス時から担当することになった患者の口腔内を初めて見たときに、きちんと磨いてるのに、プラークが落ちていなくて困るケースに遭遇することがよくあります。

　本項では、モチベーションが確立されて関心が高いのに、磨き方がわからない、あるいは実行できないプラークコントロールタイプ（PCタイプ）が「不器用」（図1）[1]な患者へのブラッシング指導をテーマに、症例を交えて解説します。

PCタイプ：不器用な患者に磨き方を提案する前に

　TBIを行うとき、患者のいままでの磨き方を否定せず、どのような磨き方を提案すればよいのか、迷うことがあるでしょう。そのようなときは、個々の患者の目標を考えてから、提案する方法を選びます（表1）。

　パノラマやデンタルX線写真、口腔内診査から、抜歯や補綴治療などの予定がある場合、歯科的既往歴の特徴がう蝕傾向か、歯周病傾向か、外傷傾向かを診てから患者にインタビューを行い、個々の目標を立てます[2]。目標が複数になる場合もありますが、最大の目的はプラークの除去です。個々の目標により、磨き方や回数が変わります。

症例1　目標：歯周病の改善（図2）

　患者は初診2010年1月、58歳の女性、専業主婦で注意深い方です。主訴は歯周病を診てほしいとのことで、喫煙歴や全身疾患はありませんでした。PCタイプ「不器用」で、重度歯周炎の改善を目標としました。

POINT 1	POINT 2
わかりやすく手を添えながら行う	プラーク染色液による確認を行う

POINT 3	POINT 4
その場で繰り返し練習することで、改善する患者も多くいる	繰り返し行っても改善しない患者には、できていることを褒めてモチベーションの維持に努める

図❶　PCタイプ：不器用な患者への指導[1]

表❶ 患者個々におけるプラークコントロールの目標

診査から得られた情報		
・抜歯や治療経験がない	→	予防
・メインテナンスで現在は安定	→	現状維持
・抜歯や治療がう蝕による。白濁や軟化う蝕がある	→	う蝕リスクの改善
・抜歯や治療が歯周疾患による。歯槽頂部歯槽硬線が不明瞭	→	歯周病の改善
・動揺歯や骨縁下欠損、歯冠破折や歯根破折で治療や抜歯	→	外傷の改善
・知覚過敏やクレフト、マッコールのフェストゥーン、擦過傷、歯肉退縮	→	オーバーブラッシングの改善

症例1　目標：歯周病の改善　POINT 1

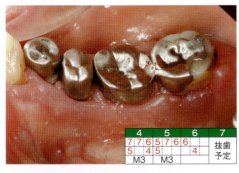

図❷a　初診時（2010年1月）。58歳、女性、専業主婦。左下臼歯部の歯肉に著しい発赤・腫脹がみられ、通常の歯磨きだけでは改善しなかった。そこで、歯周ポケット約2mm以内に毛先を入れ（2mm以上入れても毛先が歯面に当たらないため、歯面に付着したプラークは除去できない）、バス法を積極的に取り入れた。出血してもおそれずに、1歯面50回ずつ磨くように説明。歯間ブラシは頬舌側から使用し、1ヵ所30回は動かすように指導。毎晩磨き続けることで、次第に出血は減少することを伝えた

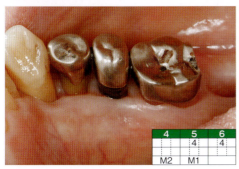

図❷b　SRP後の再評価時（2010年6月）。目標：歯周病の改善を達成できた！　歯肉は引き締まり、健康なピンク色に改善した。急激に歯肉が収縮したため、今後はクリーピングを期待し、歯間ブラシを1ヵ所5回ほどに減らしてバス法は中止した。歯面に対して毛先が直角に当たるように小刻みに動かし、1歯面20回ずつ磨くように指導した

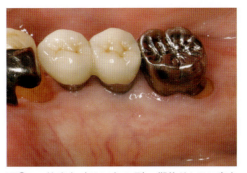

図❷c　治療中（2014年6月）。期待どおりに歯肉がクリーピングし、動揺は⎿4が2度、⎿5が1度であり、⎿456のPPDは2mm以下、BOP（－）。歯周組織は安定している。目標：現状維持

　歯磨きに高い関心があり、もともと器用でしたが、歯肉からの出血部位に歯ブラシを当てるのが怖くて、どうしたらよいかわからなかったとのことでした。理解力も高かったので、初回の説明でプラークを除去して量を減らすと、次第に出血が減少することを納得されました。1歯面ずつ手を添えながら、プラークが取れる磨き方を練習しました。次回の来院時には、基本的なことはほぼできていました。

症例2　目標：歯周病→う蝕リスクの改善（図3）

　患者は初診2014年10月、51歳の女性、IT関係の仕事をしている、気さくな方です。主訴は⎾7がぐらぐらするとのことで、喫煙歴や全身疾患はありませんでした。PC

症例2　目標：歯周病→う蝕リスクの改善　POINT 2　POINT 3

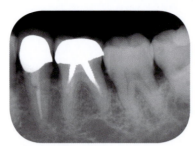 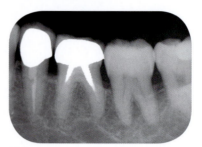

図❸a　初診時（2014年10月）。51歳、女性、IT関係の会社員。歯槽頂部歯槽硬線が不明瞭。TBI後、SRPを行った。目標：歯周病の改善

図❸b　メインテナンス時（2016年11月）。歯槽硬線が明瞭化し、歯周組織は現在安定。目標：現状維持

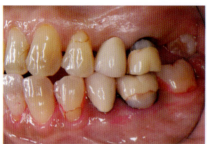 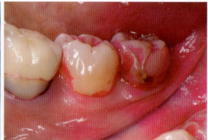 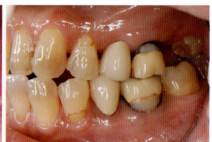

- 染め出し後
- 8頰側に軟化う蝕を認めた
- TBI後

図❸c　メインテナンス時（2017年11月）。目標：う蝕リスクの改善

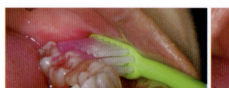 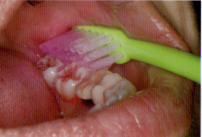 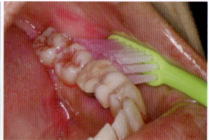

図❸d　同日のTBI時。歯軸に対して毛先を約45°歯冠側へ向けると、歯頸部からの立ち上がりの豊隆に毛先が直角に当たる。歯間部にも毛先が入るように小刻みに前後に動かしながら上下に磨く方法も加えると、歯間部や歯頸部、歯面の磨き残しがグンと減る。コンタクトが開いて、歯ブラシのみで落とせなかった場合は歯間ブラシも併用し、1ヵ所5回ほど動かす（使用歯ブラシ：ルシェロB-10M）

タイプ「不器用」で、歯周基本治療時は歯周病の改善を、メインテナンス移行時は現状維持を、メインテンス中はう蝕リスクの改善を目標としました。

歯周基本治療中に担当することになりましたが、歯周病は改善していませんでした。患者は、磨き方がわからなかったとのことでした。

プラーク染色液による確認を行い、できるようになるまでその場で何度も患者に練習をしてもらいました。そして、来院時に再び確認することで、プラークコントロールのレベルは格段に上がり、SRPにより目標である歯周病は改善しました。

症例3　目標：歯周病の改善（図4）

患者は初診2013年7月、72歳の女性、専業主婦で人懐こい方です。主訴は歯並び、歯周病が気になるとのことでした。喫煙歴や全身疾患はありませんでした。PCタイプ「不器用」で、歯周病の改善を目標としました。不器用で何度TBIをしても改善しませんが、できていることを褒めて、モチベーションの維持に努めています。

症例3　目標：歯周病の改善　POINT 4

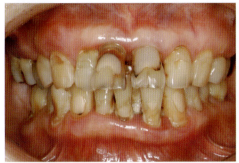
・2013年7月

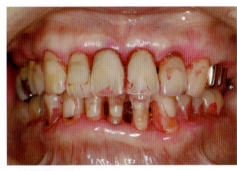
・2015年11月

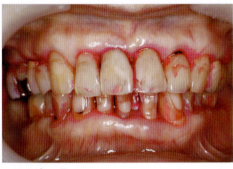
・2016年1月

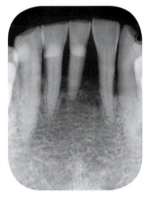
・2016年8月

図④a　初診時（2013年7月）。72歳、女性、専業主婦。口唇圧が強いため、歯ブラシ、歯間ブラシが歯頸部に届かないのでなかなか改善しないが、ブラッシング指導を毎回希望されるなど、熱心に来院している

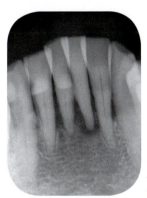

図④b 初診時。歯槽頂部歯槽硬線が不明瞭

図④c SPT時（2016年12月）。|1は抜歯に至ったが、残存歯を連結して何とか維持している。ブラッシングが改善されないため、歯槽頂部歯槽硬線が不明瞭のまま

　プラークが最も落ちやすいブラッシングの角度は、圧力が伝わる直角です。そのため、毛先は歯面に対して直角に当たることを基本に指導します。歯肉溝に対して45°で歯ブラシを当てていくバス法のみで磨いた場合、歯頸部や歯面のプラークが残存しやすいので、症例1のような著しい歯肉の腫脹を伴う場合のみ指導し、歯周ポケット約2㎜以内の清掃効果も期待します。毛先を歯面に対して直角に当てる磨き方と併用すると、歯頸部や歯面も磨けます。

　不器用な患者でもうまくコツを伝えて、寄り添いながら根気よく対応することが大事だと考えています。

【参考文献】
1）片山奈美, 斎田寛之：タイプ別にみるプラークコントロール．DHstyle, 11(12)：24-27, 2017.
2）片山奈美, 斎田寛之：歯科衛生士による治療計画（1）歯周病の改善しやすさを予測する．DHstyle, 11(9)：26-29, 2017.

CHAPTER 2 プラークコントロール

04 プラークコントロールと シュガーコントロール

　治療や口腔衛生指導には積極的に応じ、ブラッシングも頑張っているものの、プラークコントロールがなかなか確立せず、歯周病とう蝕の進行を許してしまう患者は少なくありません。原因としては、不器用さなどの問題も考えられますが、そこには食生活、とくに砂糖の摂取頻度が関与していることが多いと感じています。本項ではそのような視点で食生活の見直しを行い、口腔の健康の維持に努めている症例を解説します。

プラークの粘性をみる

　プラークコントロールを行ってもプラーク量が減らず、その粘性（本章05参照）が高い場合、砂糖の摂取頻度の高さを疑います。砂糖の摂取頻度が高い方は、その他に歯質の白濁や根面う蝕などがみられることがあります。その可能性を疑った場合、患者にジュースや清涼飲料水の飲用習慣、飴（のど飴）やガムなどの甘味摂取について、インタビューを行います。

　砂糖の摂取頻度が高いと予測されたにもかかわらず、インタビューでその実態が摑めなかったときは、食事記録をつけてもらい、その傾向を探ることもあります[1]。プラークコントロールだけではなく、シュガーコントロールも行うことで、よりよい口腔内環境が確立される方は多くいます。そのような方々は、歯周基本治療を通じて歯肉のドラマチックな変化がみられることもあります。

　甘味摂取による歯肉炎症の惹起は基礎研究でも報告されており、砂糖の摂取過多によって著明な炎症と、それに続く骨の破壊が認められるようです。これは、ブラッシングで取り除いても追いつかないほどのプラーク量が治癒を遅らせているからで

表❶　WHOの新指針。1日の糖類摂取は小さじ6杯分（25g）まで（日本経済新聞2015年3月5日付より引用改変）

- 肥満やむし歯を予防するために、糖類を1日に摂取するカロリーの5%未満に抑える［平均的な成人で25g（ティースプーン6杯分）程度］
- 従来は10%までと推奨していたが、各種の研究結果から基準を引き下げた
- WHOが摂取量の制限を推奨するのは、糖類のうち単糖類と2糖類のショ糖（砂糖）に限る（おもに加工食品や清涼飲料に加えられる砂糖のほか、蜂蜜や果汁飲料などに含まれる。未加工の青果類や牛乳に含まれる糖分は対象外）
- 新指針では引き続き「10%までを推奨する」としつつも、「5%より低ければ、さらに健康増進効果を得られる」と追加
- WHOは2014年3月に新指針の案を公表し、意見を受け付けてきた。寄せられた意見は1,000件を超えた。一部には反対意見もあったが、推奨基準の内容は変えなかった

症例　シュガーコントロールの対応に苦慮

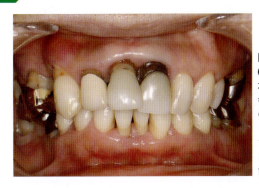

図❶a　初診時（2008年7月）。62歳、女性、専業主婦。主訴は、右上の歯が緩んでいる。非喫煙者、全身疾患なし。大の甘いもの好き。歯肉に発赤・腫脹があり、主訴である右上の臼歯部はすぐに抜けそうなほどの動揺があった。前歯部の歯肉が肥厚し、歯頸部の歯質が黒色であった

図❶b　同、歯周組織検査表とデンタルX線写真10枚法。6 5│5 6と7 1│1 6には根尖にまで及ぶ骨欠損が、3│と4│4 5には著しい骨縁下欠損やう蝕が多く認められた

あると報告されています[2]。さらに**表1**から、う蝕を予防するために「1日の糖類はティースプーン6杯分（25g）まで」と、WHOが新指針を出しています。

以下、シュガーコントロールで苦慮した症例を解説します。

症例：シュガーコントロールの対応に苦慮

患者は初診2008年7月、62歳の女性で、郵便局に勤務していましたが、2年前に定年退職し、現在は専業主婦をしている方です（**図1a**）。性格は楽天的で、甘いものが大好きとおっしゃっていました。

図1bのデンタルX線写真10枚法では全顎的に重度の歯槽骨吸収が認められ、歯槽頂部歯槽硬線は全体的に不明瞭で、罹患度高、進行性高であり、歯周病は急速に進んでいると考えられました。歯周基本検査より、深い歯周ポケットを多く認めましたが、大きな歯石の付着があるためにプローブが入りにくく、測定が疑わしい部位もありました。

1．歯周基本治療

歯周基本治療では、口腔衛生指導とSRP、保存不可能な歯の抜歯を行いました（**図2**）。患者から、昔もいまも間食後の歯磨きは一度もしていないと聞いた筆者は、

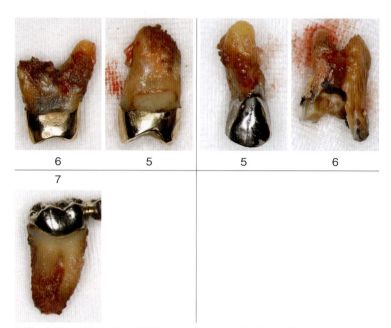

図❷ 歯周基本治療で保存不可能な歯の抜歯。多量の歯石沈着がみられることからも、長年の生活習慣に特別な問題がありそうだと予測した。その後の来院時に、明るい性格の患者と密なコミュニケーションをとることができ、郵便局勤務時代に何十年と続いた毎日10時と15時の2回のおやつタイムがあり、いずれも食後に歯磨きをしていないことが、具体的な問題点としてわかった

無意識にびっくりした反応をしました。すると患者は、「そんなことくらい、あなただってあるんじゃないの？」とおっしゃり、その後は患者と打ち解けて、砂糖の摂取頻度とう蝕リスクなどについて説明をしました。初診から約1年後の2009年7月に、再評価検査を行いました（**図3a、b**）。

欠損部は咬合支持を得るために仮義歯で対応し、保存可能な歯の歯周病の進行は阻止できました。ところが、治療中はセルフケアに積極的に取り組み、歯間ブラシも使っていたのですが、口呼吸の影響もあり、前歯部や臼歯部の歯間部に多量のプラークの塊がこびりつき、なかなか落ちませんでした（**図4**）。

治療中の2010年9月のX線写真では、6の近心にう蝕の急速な進行を認めました（**図5a、b**）。原因としては、SRP後に脆弱な歯質が露出し、う蝕に対する感受性がさらに高くなったのではないかと考えました。さらにそれから、治療中に遠心根が歯根破折し、う蝕に罹患した近心根のみを保存して、デンタルX線写真からも歯根が湾曲し、SRPでの対応は難しいと考えた7近心の骨欠損に再生療法を実施し、歯周組織は改善しました。

2．食事記録

治療中、セルフケアは実施していたものの、プラークの付着量が多く、なかなか改善しませんでした。そのため、患者の食生活で、とくに砂糖の摂取頻度に注目して食事記録をつけてもらいました（**図6**）。患者が自身の食生活を振り返ることで、気づきのきっかけになってほしいという願いもありました。そして、う蝕の原因や細菌が繁殖しやすい飲食物の摂取頻度を再度説明すると、患者からいくつか質問があったので、関心があると感じました。最終的には、改善したいと筆者に約束するかのようにおっしゃいました。

歯周基本治療を通じてプラークコントロールとシュガーコントロールの改善によ

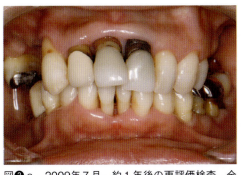

図❸a 2009年7月。約1年後の再評価検査。全体的にプラークコントロールはある程度落ち着いたが、磨き残し部位の 7|6 に、粘着性の高いプラークが塊でみられた

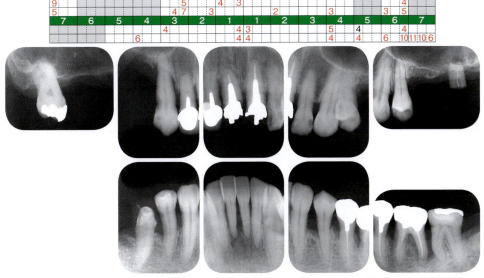

図❸b 再評価検査時の歯周組織検査表とデンタルX線写真10枚法。6 7 や 7 などに残存歯周ポケットはあるが、動揺はほぼ改善し、保存可能な歯の歯周病の進行は阻止できた

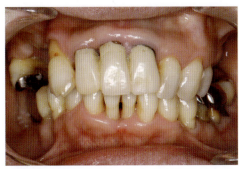

図❹ 2010年5月。治療中にプラークコントロールが悪化

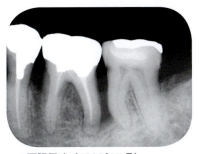 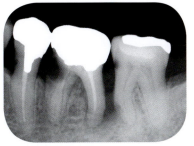

a：再評価時（2009年7月）　　　　　b：治療中（2010年9月）
図❺a、b 再評価時から治療中の間に、う蝕の急速な進行がみられた

図❻ 食事記録（2012年8月）（参考文献[1]より引用改変）

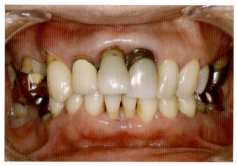

a：初診時（2008年7月）

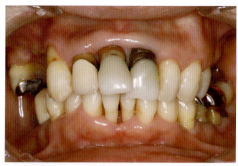

b：再評価検査（2009年7月）

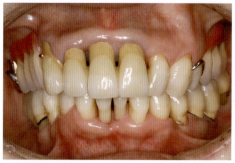

c：補綴治療終了時（2013年5月）

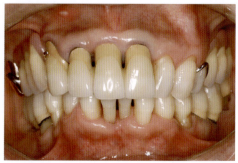

d：SPT時（2017年10月）

図❼ a〜d　初診時から最近のSPT時までの歯肉の色の変化。徐々によくなっているのと同時に、砂糖の摂取頻度も患者なりに努力し、以前よりは改善していると思われた

り、歯肉のドラマチックな変化もみられました（**図7、8**）。

本項で供覧した患者は、非喫煙者で全身疾患もなく、治療やケアに協力的であったため、歯周組織の反応はよいと予測しました。しかし予測に反し、いつもプラー

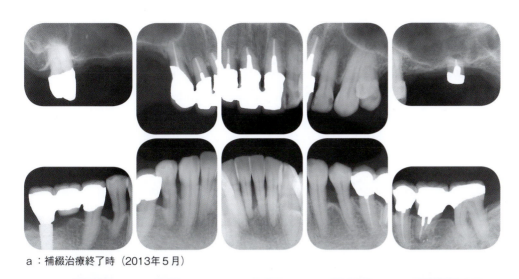

a：補綴治療終了時（2013年5月）

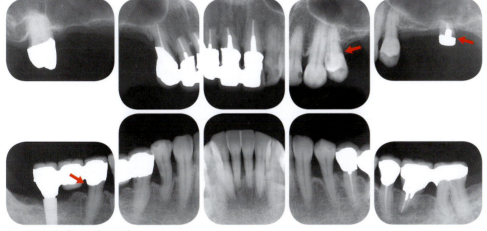

b：SPT時（2017年10月）

図❽a，b　補綴治療終了時とSPT時のデンタルX線写真10枚法の比較。後者では、経過観察していた赤の矢印のところにわずかなう蝕の進行を認め、簡単な治療で済んだ。食生活の変化を再確認したところ、秋ごろに栗をたくさんいただいたので砂糖づけにし、毎日みかんくらいの大玉2〜3個を1ヵ月以上食べ続けていたとのこと。患者は話している途中で、それがう蝕の原因であることにハッと気づかれた。歯周組織は、プロービングデプスが 7| の遠心で5㎜、BOP（−）、それ以外はすべて3㎜以下。歯槽骨頂部の歯槽硬線は明瞭化し、安定している

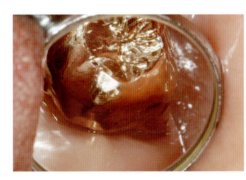

図❽c　 7| の遠心に、プロービングデプス5㎜、BOP（−）を認めた。セルフケアは確立されている

ク量は多く、その質も粘性が高い状態が続き、治療期間にう蝕や歯周病の進行を許してしまいました。協力的な患者でも、砂糖の摂取頻度が高い場合は、安定させるのが難しいこともあります。そのため、砂糖の摂取頻度を抑え、それを継続してもらうサポートも大切と考えています。

【参考文献】
1）丸森英史，鈴木和子：食事が変わる・歯肉が変わる　歯科臨床における食事指導．医歯薬出版，東京，2004．
2）金子 至，下野正基（編著）：歯肉を読み解く．デンタルハイジーン別冊，2014．

CHAPTER 2 プラークコントロール

05 プラークの粘性を観察する

■■■ プラークの粘性が高い
■■ →糖類（単糖類と２糖類）の摂取頻度の多さを予測

　筆者は日々の臨床で、糖類がプラークを産生することに着目し、患者のプラークの粘性を観察しています。本章04の症例のように、糖類の摂取が過多だと、う蝕や歯周病のコントロールが難しくなることもあります。砂糖の摂取頻度や量を推測する方法として、プラークの粘性を観察しています。

　プラークの粘性に加え、その方の糖類（単糖類と２糖類）の摂取頻度を観察することで、う蝕や歯周病の進行リスクを読むことができます。

　表1は、染色したプラークの特徴によるパターンをまとめたものです。これは、筆者が普段の臨床から考えたものです。プラークの粘性は高いと赤色が濃く染まるので、濃いか薄いかで判断します。「プラーク（量）＋粘性＝セルフケア＋砂糖摂取（頻度）」として、パターン[1]〜[4]に分けました。

　図1 a〜dは、それぞれのパターンの口腔内写真です。プラークの粘性を観察して、リスクを判断します。

■■■ パターン[1]：ハイリスク

　患者は34歳、女性（図1 a）。もともと「歯磨きはめんどくさい」と言い、本人は来院直前にきちんと磨いたつもりだったのに、大量のプラークが残っていてがっかりしていました。仕事は、ファストフード店と夜間の仕事を掛けもちしている方です。普段から甘いものを頻回に摂取していることに加えて、週５日の夜勤で、眠気覚ましに飴を舐めていたとおっしゃいました。

　PMTC 中、粘性の高いプラークが頑固にこびりついて、除去は困難でした。来院直前に患者が必死に磨いても、このような染色の結果になるのは当然であると感じました。BOP はほぼ100% です。よって、セルフケアが不十分でプラークが多く、染まり方も赤く濃いため、粘性が高いタイプに分類されます。そして、糖類の摂取頻度をさりげなく聴取した結果、高いとわかったので、パターンのなかでは最もハイリスクの[1]と考えました。

　初診より11年経過していますが、２ヵ月間隔の SPT で、新たなう蝕の進行が絶えず、BOP はいつもほぼ100% です。左上の大臼歯は、クレンチングの過度な力も加わって、初診から２ヵ月間で動揺度が一気に２度にまで悪化してしまいました。早急に咬合性外傷への対応を行いました。

表❶ 染色したプラークの特徴によるパターンをまとめたもの

	プラーク（量）	+	粘 性	=	セルフケア	+	砂糖摂取（頻度）
パターン①	多い	+	高い（濃い）	=	不良	+	多い（高い）
パターン②	少ない	+	高い（濃い）	=	良好	+	多い（高い）
パターン③	多い	+	低い（薄い）	=	不良	+	少ない（低い）
パターン④	少ない	+	低い（薄い）	=	良好	+	少ない（低い）

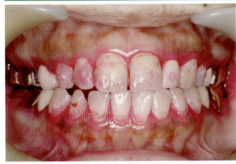

① ハイリスク

a：34歳、女性

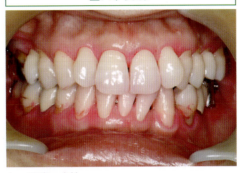

② ハイリスク

b：62歳、女性

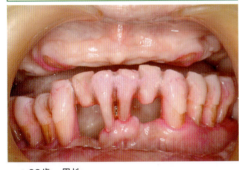

③ ローリスク

c：60歳、男性

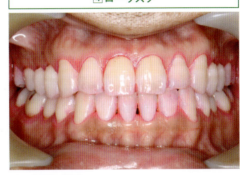

④ ローリスク

d：44歳、男性

図❶a〜d　染色したプラークの特徴による各分類の口腔内写真。PCRをとって調べることも大事だが、筆者はプラークの特徴を観察することも重要視している（本症例は村松歯科・村松利安先生のご厚意による）

パターン②：ハイリスク

患者は62歳、女性（図１b）。セルフケアは良好でプラークは少ないのですが、粘性が高く、飴などの摂取頻度が高い方です。すでに、白濁の経過観察部位として、6|4 の頰側近心にまっ赤なプラークの塊がみられます。いくらセルフケアが良好でも、100％磨くことは困難です。したがって、磨き残し部位の二次う蝕や根面う蝕の進行がないか、歯質が軟化していないかなど、些細な変化も見逃さないよう慎重にチェックします。視診では見落としやすい補綴物や修復物の辺縁が疑わしい場合は、デンタルＸ線写真を撮影し、内部にう蝕の進行がないかを確認します。初診から15年経過していますが、小さいう蝕の進行がたびたび認められます。

さらに、プラークが少なくてもBOPが多い方は、砂糖摂取が高頻度であることを疑い、さりげなく聴きます。

本症例はパターンの②、2番目のハイリスクと考えました。

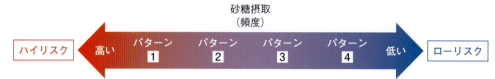

図❷　実際の砂糖摂取の頻度が高いほど、プラークによるリスクも高いと考えて対応する

パターン③：ローリスク

　患者は60歳、男性（図1 c）。セルフケアは本人なりに努力されていますが、不器用な方で、いつもプラークと歯石の沈着が多いです。1ヵ月半の間隔でSPTを行っているものの、すぐに溜まってきます。しかし、プラークの粘性はほとんどなく、もともと甘いものは自分から食べないとのことです。

　初診から16年経過していますが、上顎を総義歯にした2010年8月以来、その調整以外に、う蝕の治療や炎症による再SRPをしたことが一度もありません。SPTではおもにTBIとプラークおよび歯石除去を行っています。ごく稀に、少量のBOP（＋）を認めるときがあります。

　本症例はパターンの③、3番目のローリスクと考えました。

パターン④：ローリスク

　患者は44歳、男性（図1 d）。いつもプラークの量は少なくステインが多いため、ステイン除去に時間をかけてPMTCをしています。BOPはほぼ0％です。夜間のクレンチングが原因か、よく知覚過敏や修復物の脱離で治療が必要になることがあります。普段は仕事をしているため、砂糖の摂取頻度は低く、週末に家族団欒のときに口にするくらいとのことでした。初診から7年経過し、SPT中は歯肉の炎症やう蝕の進行はほとんどありませんでした。

　本症例はパターンの④、4番目のローリスクと考えました。

●

　このように、それぞれの方の染色したプラークの粘性からパターンを読むことで、う蝕や歯周病の進行リスクを予測することができます（**図2**）。

　①～④のなかでう蝕のリスクが高いのは、砂糖の摂取頻度の高い①と②です。③はプラークが多いものの、きちんとSPTに来院していればほとんど問題は起きず、④はさらにその心配はないでしょう。

　このように、プラークの粘性をみながら、患者ごとのリスクを予測することが、よりよい口腔内環境の確立に重要だと考えています。

CHAPTER 3

SRPの考え方

01 ルートプレーニングの基本 ……………………………… 78

02 SRPのタイミング ……………………………………… 82

03 SRPの順番 ……………………………………………… 86

CHAPTER 3 SRPの考え方

01 ルートプレーニングの基本

ルートプレーニングの概念

スケーリングについては周知のとおりですが、ルートプレーニングについては時代とともに概念が変化し、多くの文献があるため、理解しにくいと感じられます。

最近の歯科衛生士教本において、「（ルートプレーニングは）細菌や内毒素などによって汚染された病的セメント質や軟化象牙質を除去し、根面を滑沢にすることであり、根面を滑沢にすることによりプラークの根面への付着は難しくなる。通常、ルートプレーニングはスケーリングによって歯石が除去された根面に対して行われる」[1]と書かれています。しかし、内毒素（エンドトキシン）の浸透が、露出セメント質のどの程度の深さまで到達しているのかを臨床的に判断することは難しいです[2]。そのため、誤ったルートプレーニングによって健全セメント質を削り取り、歯周組織を傷つけると、歯肉退縮や知覚過敏、術後の痛みなどを惹起します。実際には、ルートプレーニングはメリットよりもデメリットのほうが大きいことから、行う必要はないとの考え方もあります。

「ルートサーフィスデブライドメント」の概念

ルートプレーニングには、「根面を滑沢にする」という意味がありますが、現在では滑沢化は重要ではなく、オーバーインスツルメンテーションを防ぎながら感染セメント質のみを除去すれば、根面は粗造でもよいとされています。しかし、粗造感を残すことは、歯石を残してしまう可能性があります。

盲目的な作業において、歯石の確実な除去は根面の触知でしか判断できません。つまり、歯周基本治療での回復を目指すならば、根面の粗造感は確実になくすべきであると筆者は考えています。したがって、正しい知識と技術により、オーバーインスツルメンテーションに気をつけながら、確実な歯石除去のために適切なルートプレーニングを行うことが必要でしょう。

SRPに使用する器具

1970年代、キュレットタイプのスケーラーは、歯の根面を評価した多数の研究により、最も滑沢な面をつくることがわかった[3]そうです。筆者が普段使用しているグレーシーキュレット（**図1**）は、種類が豊富で歯面に適合しやすく、軟組織や歯根面に侵襲を与えにくく、非麻酔下でも歯肉縁下に挿入しやすい形状をしてい

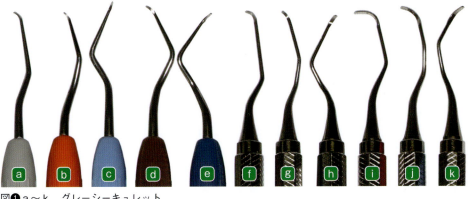

図❶ a〜k　グレーシーキュレット
- a〜e：ミニ（LMインスツルメント）。おもに歯根面のルートプレーニングの仕上げに使用している。a：1/2、b：11/12（適合部位が多く、よく使用するため、刃部が消耗。深い歯周ポケットの歯石探知などでは、むしろ役立つ）、c：13/14、d：15/16、e：17/18（15/16と17/18はシャンクの角度が大きいため、十分に開口できない状態でも使用できる）
- f〜h：ミニファイブ（ヒューフレディ）。f：5/6、g：11/12、h：13/14
- i〜k：オリジナル（ヒューフレディ）。i：5/6、j：11/12、k：13/14

POINT!

消耗したミニファイブの活用

適度に消耗した刃部が最適！
- 狭い歯周ポケット内や深いポケット底部
- 歯根近接部位や根分岐部[4]（根面の凹凸）
- 歯石探知やルートプレーニング

るのが特徴です。

　超音波スケーラーでは、筆者はスプラソンP-MAX2（白水貿易）を使用しています。これは安全で痛みも少なく、除石効果を上げており、歯質や軟組織の損傷も少ないと感じています。チップは歯肉縁下用と根分岐部用を使っています。

　超音波スケーラーのみでSRPを行ったときも、仕上げは必ずグレーシーキュレットのミニで、ポケット底部から優しくなでるようにルートプレーニングを行います。このとき、同時に歯石が残っていないかも確認します。

とくに注意したいセメント質の厚さとオーバーインスツルメンテーション

　ルートプレーニングは、スケーリングによって歯石の除去を行った後に、粗造面を滑沢にするために行います。そこでは感染セメント質や島状に薄く残った歯石の除去を行いますが、盲目的な作業になるため、プローブによって根面の触知を慎重に行うことが重要です。

　CEJ付近のSRPでは、グレーシーキュレットで1ストロークすると何μmのセメント質が削れるかを考えながら行います。セメント質の厚さはその部位によって異なり、一定ではありません。歯頸部付近は約30〜230μm、根尖部周囲は100〜1,000μm[4]といわれ、鋭利な手用スケーラーで1ストロークさせると、約10〜20μmのセメント質が削れるといわれています。除石されたセメント質に3ストローク以上行うと、オーバーインスツルメンテーションになる可能性があります。とくに生活歯のCEJ付近は知覚過敏を生じやすく、象牙質の露出によるう蝕に注意します。

ルートプレーニングの技術習得

　まずは、シャープニングの練習から始めます。身近にいる経験者にみてもらったり、勉強会に参加したりするとよいでしょう。

　ルートプレーニングの技術習得は難易度が高く、時間もかかります。SRPに慣れていないときや頻度が少ないときに、日ごろから手用スケーラーでストロークなどの練習をします。筆者が卒直後のころには、自宅でもテレビを観ながら、右手第四

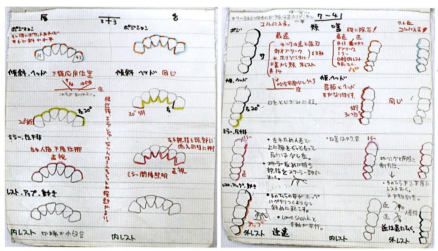
図❷　筆者が基礎を身につけるために持ち歩いていたノートの一部

指を固定として抜去歯で作った顎模型で毎日練習しました。とくに難しい隅角部の動きを練習する際は、器具を回転させながらストロークを行うことに注意します。

　抜去歯で、スケーリングとルートプレーニングにおけるグレーシーキュレットの圧のかけ方の違いを覚えることも大切です。

　筆者は歯科衛生士になりたてのころ、ポジショニングなどの細かい内容をノートにまとめ、ポケットに入れて持ち歩き、いつでも確認できるようにして覚えました（図2）。ポジショニングがわかりやすい成書[5]もぜひ参考にしてください。いつでも本番で十分なスケーリングができるように準備をしましょう。定期的に経験者のSRPを見学したり、自分のSRPをチェックしてもらうと、上達が早いと思います。

　次に、重度の骨欠損を抱えた歯周病罹患歯にルートプレーニングを行い、骨欠損の改善を認めた症例を提示します。

症例：SRPで骨欠損が改善

初診：2013年1月（図3、4）
患者：49歳、女性
主訴：歯茎が腫れて痛い
経過：初診直前まで他院にて矯正治療を受けていた。臼歯部には垂直性骨欠損が散見されたが、最大の問題点は3|が根尖付近にまで及ぶ垂直性骨欠損を抱えていることであった。何とかこれらの歯を守りたいと考え、歯周基本治療を行った。

　正しい知識と技術の習得でオーバーインスツルメンテーションを防ぎ、適切なルートプレーニングを行って確実に歯石や感染セメント質を除去することで、供覧した症例のように骨欠損をも改善できる可能性があります。

【参考文献】
1）申 基喆，松井恭平，白鳥たかみ：歯周疾患 歯周治療．医歯薬出版，東京，2006：71．
2）下野正基：やさしい治癒のしくみとはたらき 歯周組織編．医歯薬出版，東京，2013：102．
3）北川原 健，他（編）：デンタルハイジーン別冊 歯肉縁下のプラークコントロール．医歯薬出版，東京，2002：22-23．
4）下野正基：新編 治癒の病理—臨床の疑問に基礎が答える．医歯薬出版，東京，2011．
5）佐々木妙子：歯科衛生士のためのクリニカルインストルメンテーション．クインテッセンス出版，東京，2005：14-19．

症例　SRPで骨欠損が改善

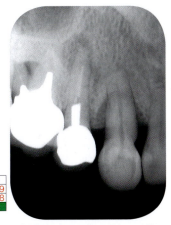

図❸a　初診時（2013年1月）。49歳、女性。最初からSRPを行わず、まずはプラークコントロールの徹底と咬合調整を行った

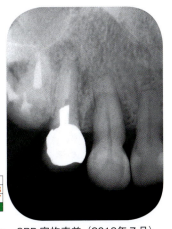

図❸b　SRP実施直前（2013年7月）。来院ごとに咬合調整を行い、動揺度が1度に改善したため、麻酔下でグレーシーキュレットによるSRPを行った。骨縁下の粗造なセメント質にのみ徹底したルートプレーニングを行った

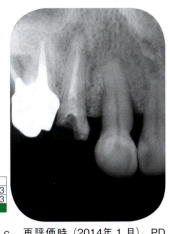

図❸c　再評価時（2014年1月）。PDは4mm以下に改善した

> **POINT!**
> **SRPを行う前**
> - プラークコントロールの徹底（炎症がある場合にいきなりスケーリングしない）
> - 歯肉縁上のスケーリングは1回を目標に
> - 痛みを最小限に抑えるため、いままでのSRPと痛みの経験を確認しておく

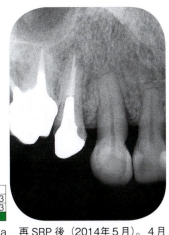

図❹a　再SRP後（2014年5月）。4月にグレーシーキュレットによる再SRPを行った

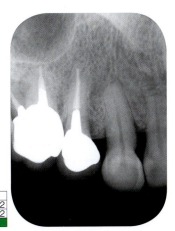

図❹b　治療中（2015年11月）。PDは2mm以下、動揺度0で維持されている

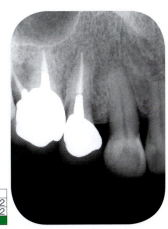

図❹c　SPT時（2017年1月）。歯槽頂部歯槽硬線が明瞭になり、歯周組織は安定したと考えられる

> **POINT!**
> **SRP時**
> - 歯肉縁下のSRPは麻酔なしでも行えるが、痛みの程度に合わせて適宜対応
> - 歯肉の性状、炎症の程度、咬合性外傷の有無などによっても、歯肉縁下のSRPは異なる
> - 歯周ポケットの深さにもよるが、1ヵ所ずつ歯根面を滑沢に仕上げてから次の部位に進む

CHAPTER 3　SRPの考え方

02　SRPのタイミング

　歯周組織の診査（X線写真、歯周基本検査）をもとに、歯肉のタイプ、性状、炎症の程度、咬合性外傷の有無などを把握したうえで、歯肉縁下のSRPの方法やタイミングを考えます。

SRPを始める前に

　歯肉の収縮や歯根形態、歯根近接、骨欠損量による器具の到達性、プロービングなどを考慮し、SRPの回数や難易度を予測します。そして、再評価検査まで何ヵ月くらいかかるか、あらかじめ患者に伝えておきます。

　歯周ポケットが6mm以上であれば、一般的には1回のSRPで取りきることは困難だといわれています。自分の経験値や実力を考えて、SRPで改善できるかどうかを予測しましょう。そのうえで、改善は難しいと判断したら、SRP前に担当医と歯周外科も含めた治療計画について話し合う必要があると考えます（**図1**）。

まずはプラークコントロール

　辺縁歯肉に炎症がある場合、まずはモチベーションとプラークコントロールの徹底を図ります（**図2a〜d**）。

　歯間部の歯肉縁下歯石が多量に付着している場合、除去しやすくするために、初診時のTBIでは、歯肉が引き締まりすぎないように、歯間ブラシの積極的なアプローチはしていません。

　プラークコントロールが少しでも改善したら、歯肉縁上のスケーリング、PMTCを同時に行います。ツルツルの歯面によってモチベーションを促すため、1回を目

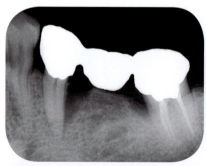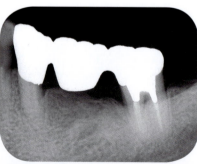

図❶　左：初診時（2010年12月）。全顎的に歯周病の進行が認められた。歯周病についての関心が高く、すでにプラークコントロールは良好であった。1〜2壁性の骨欠損形態や、早く治したいという患者の要望も考慮して外科処置を検討し、1回目の再評価後に外科処置を行った。右：2016年8月。1回の外科処置で改善し、歯周組織は安定している

> POINT!
>
> **SRPの回数や**
> **難易度を予測する**
>
> - 1歯を1回のSRPで完了できるか（再SRPが必要か）
> - 1回で何歯SRPできるか
> - 何回のSRPで再評価できるか

症例1　辺縁の歯肉炎

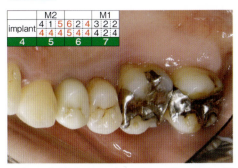

図❷a　初診時（2016年11月）。30歳、女性。辺縁歯肉に発赤や浮腫がみられたため、プラークコントロールを重視して治療を進めた

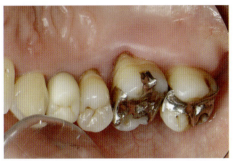

図❷b　2017年4月。他の部位の治療を進めている間にプラークコントロールが改善し、歯肉収縮と同時に歯肉縁下歯石が露出した

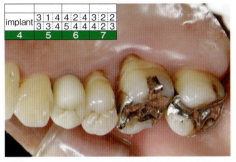

図❷c　2017年5月。辺縁歯肉の炎症と歯周ポケットの減少により、1回のSRPで完結した

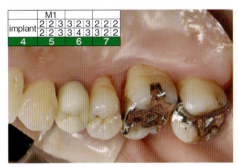

図❷d　2017年5月。SRP後2週間。健康な歯周組織に改善した

> **POINT!**
>
> 歯肉縁下のSRPのタイミング（辺縁歯肉に炎症がある場合）
>
> ・プラークコントロールの改善！
> ・辺縁歯肉の炎症の減少による歯肉収縮！
> ・歯肉縁下歯石が歯肉縁上に露出！

標に仕上げ、この状態を維持できることを目標とします。恐怖心などを抱く患者もいるため、優しく丁寧に行い、気持ちよいと感じてもらえるようにします。その後、プラークコントロールの改善から歯肉縁下歯石が歯肉縁上に見えてきたときを、歯肉縁下のSRPのタイミングと判断して実施します。

SRP前に患者に伝えておくべき注意事項

1回のSRPでの完結は難しいことや、個人差はあるものの、SRP後に起こり得る問題を事前に説明しておきます。具体的には、出血や痛みが2、3日続く可能性、歯肉の収縮に伴う審美的な問題が生じる可能性、知覚過敏や歯間に物が詰まりやすくなる可能性などです。このようなときの対策として、ホームケアの方法を説明します。

動揺歯のSRPのタイミング

動揺歯に対しては、いきなりSRPを実施せず、炎症と動揺のコントロールを行います。動揺のコントロールの詳細は、CHAPTER 2 05を参照してください[1]。炎症の消失を優先してプラークコントロールを徹底し、同時に早期接触やフレミタスの咬合調整を行います。これらを繰り返しながら、動揺のない他の部位からSRP

症例2　歯周基本治療のみで改善した重度歯周炎

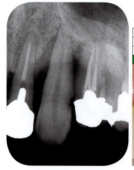
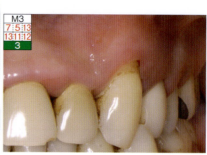

図❸　初診時（2014年7月）。50歳、男性。半年前に禁煙（1日20本）。|3に著しい炎症と骨縁下欠損が認められ、炎症と力のコントロールが必要であった。問診より、早朝と毎食後に10分間ブラッシングするなどの熱心な歯磨き習慣と、夜間の歯ぎしりの自覚があることがわかった

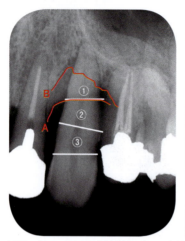

1回目：最も深い歯周ポケット底部から歯冠側へ3～4mm間の①の部分の口蓋側近心面を最優先にルートプレーニングまで仕上げ、②はスケーリングのみ、③は大雑把なスケーリングを行った。深いからと根を詰めて行うと、オーバーインスツルメントになりやすいため、歯周ポケットを3等分に分けて考え、続きは次回に行った

2回目：前回①の歯周ポケット底部にプローブが入れば残石を疑い、①の再SRPを行うが、プローブが入らなかったので、付着ができたと判断し、歯冠側方向に分割した②に再SRPを行い、③はスケーリングのみ行った

3回目：1回目のSRPが成功したので、③を行うころには歯肉収縮も起こり、歯石も見えて出血も少なかったため、容易にSRPができた。結果として、患者、術者双方の負担は軽く済んだ

図❹　|3のSRPの実施順序。|3の歯槽骨頂部ライン（A：唇側面、B：口蓋側面）。|3は歯根長が長い分、歯周ポケットも実際には近心は14mmほどあり、SRPに最低3回以上はかかると考えた。最優先部位から、①→②→③の順番で仕上げていった

を開始し、垂直的動揺の収束がみられたら着手します。

　動揺歯は予後不良（Hopeless prognosis）[2]な歯が多いため、患者には咬合調整を行い、時間をかけてどの程度改善するかを診ることや、それでも改善しなかった場合は抜歯に至る可能性を、事前に伝えておきます。

　以下、時間はかかるものの、治りやすいと判断した重度歯周炎を歯周基本治療のみで改善した症例について解説します。

■ 症例：歯周基本治療のみで改善した重度歯周炎

初診：2014年7月（図3、4）
患者：50歳、男性
喫煙：半年前に禁煙（1日20本）
主訴：歯周病の治療を希望

　初診時（2014年7月）の診査をもとに、歯科衛生士治療計画書を作成しました。全体的に著しい炎症と骨縁下欠損が多くみられ、炎症と力のコントロールを必要とし、最終的に動揺が残った場合は、補綴物による連結固定で対応すると考えました。幸い、臼歯部は根分岐部にまで至っておらず、半年前に禁煙を始め、年齢もまだ50歳で回復力が高い可能性を考えました。また、歯肉も線維性と浮腫性の混合であったため、当初から全歯の保存を目標とし、時間はかかるものの、歯周基本治療

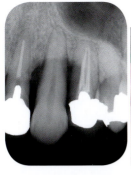
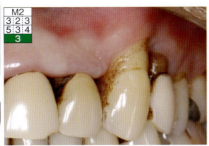

図❺ 再評価時（2015年11月）。初診時から1年以上かかったが、予測どおりの改善がみられた。左：X線像より、炎症の消失によって骨縁下欠損の改善が認められた。右：炎症が消失し、歯肉の収縮とともに、健康的なピンク色に改善した

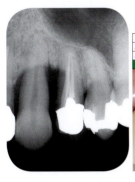
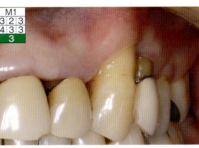

図❻ 再SRPと咬合調整後の再々評価時（2016年5月）。左：X線像から、咬合性外傷の改善によって歯根膜腔の拡大が消失し、炎症の改善によって歯槽硬線の明瞭化が認められた。右：歯槽骨にぴったり寄り添い、引き締まった健康な歯肉

表❶ 歯肉縁下のSRPの実施順序

①歯周ポケットの入口付近に大量の歯石があると器具の到達性が悪いので、先に大雑把に除去する（取りすぎない）
②歯周ポケット底部をプローブで確認する
③シャープニングしたグレーシーキュレットで、歯周ポケット底部から、歯石を一気に弾き取る
④歯石の付着量や硬さから、必要なら超音波スケーラーを併用して行う
⑤歯周ポケット底部を先にルートプレーニングまで仕上げる。1回で終わらない場合、残りの部分は次回行う。歯周ポケット底部から先に仕上げると、同部の付着が起こり、歯周ポケットが減少して次回に行うSRPを容易にしたり、歯周膿瘍や急性炎症を防ぎやすくなる
⑥スケーリングした面の仕上げに、グレーシーキュレットミニで均一にルートプレーニングする

によってかなりの改善を期待できると予測しました。

　ただ、患者には過度な期待をもたせないように心がけました。予測したSRPの期間や回数を伝え、咬合調整が必要なため、それ以上かかる可能性も説明しました。

　初診時の歯科衛生士治療計画をもとに、SRPの方法やタイミングを予測して行い、プラークコントロールの改善とともに歯周基本治療で改善しました（図5、6）。期間や回数は当初計画したとおりでしたが、予想以上に歯根自体が大きめであったため、その後の再SRPではさらに数回かかりました（表1）。

　本項では、歯肉縁下のSRPの方法やタイミングについて、重度歯周炎症例をとおして解説しました。基本はすべてに共通しており、歯肉縁下歯石を確実に除去することが最も重要だと考えます。そのうえで、歯肉縁下のSRPの方法やタイミングを考えて行うと、さらなる改善を期待できるようになります。

【参考文献】
1）片山奈美, 斎田寛之：動揺歯の診方 動揺のコントロール. DHstyle, 11(5)：28-31, 2017.
2）McGuire MK, Nunn ME: Prognosis versus actual outcome. II. The effectiveness of clinical parameters in developing an accurate prognosis. J Periodontol, 67(7)：658-665, 1996.

CHAPTER 3　SRPの考え方

03　SRPの順番

■ SRPの順番をどう決める？

　歯周組織の診査（Ｘ線写真、歯周基本検査）をもとに、要抜歯以外の歯から SRP を行います。主訴や keytooth、動揺と炎症の程度、歯周ポケットの深さと歯肉の性状、モチベーションに繋がりやすい前歯部やプラークコントロールの改善部位、急性炎症のピークを越えた炎症部位、さらにプラークリテンションファクター（不適合補綴・修復物など）、患者の関心度や性格なども総合的に考慮し、歯科医師の診断をもとに SRP の順番を計画します。予後不良歯[1]、歯内歯周病変（エンドペリオ）[2] に罹患している歯は、経過を見ながら判断します（表１）。

■ SRPを慎重に行うケース

　喫煙者の硬い線維性歯肉で、著しいパラファンクションや咬合性外傷があり、プラークコントロールが改善できないような、コンプライアンスの確立が難しい重度歯周炎患者には、積極的な SRP を行っても治りにくい場合が多いため、歯周病の進行を遅くするためのプラークコントロールを重視します。また、全身疾患を有する患者などでは、歯科医師と相談して慎重に行います。

表❶　SRP の順番を決める因子

患者の主訴、keytooth	著しい動揺がなく、プラークコントロールが改善していれば SRP を行う
動揺と炎症の程度	高い動揺度を伴う炎症の場合は、プラークコントロールによる炎症のコントロールと動揺のコントロール[3~6]を優先し、炎症や動揺が収束してから SRP を行う
歯周ポケットの深さと歯肉の性状	辺縁歯肉に発赤・腫脹の炎症がある場合、モチベーションの維持や治療効率、患者と術者の負担軽減を目的に、プラークコントロールの改善で少しでも歯肉が収縮したら、深い歯周ポケットを有する歯から SRP を行う
モチベーションに繋がりやすい部位	前歯部やプラークコントロールの改善部位から SRP を行う
急性炎症のピークを越えた炎症部位	多少の炎症が残存していても、急性炎症を越えたと判断できる部位には SRP を行う。ただし、動揺が少なく、咬合性外傷を伴わないと判断できる場合にかぎる。そして、SRP 後のプラークコントロールを徹底する
歯内歯周病変（エンドペリオ）	歯内歯周病変が疑われる場合は根管治療から行うのが鉄則。歯周ポケットがあってもいきなり SRP はせず、根管治療後に歯周ポケットが残存した場合にかぎり、歯科医師と相談して SRP を行う

症例 歯周基本治療のみで改善した重度歯周炎

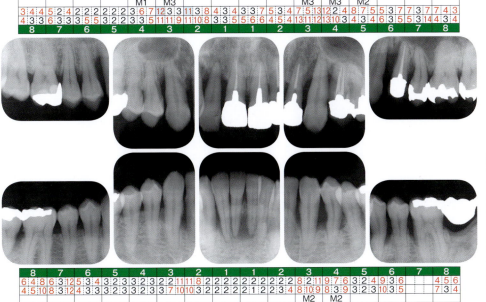

図❶ 初診時（2014年7月）。50歳、男性。半年前に禁煙（1日20本）

POINT!
SRPの順番
- 急性炎症や歯内歯周病変は病態が落ち着いてから
- 垂直的動揺歯は、それが収束してから
- 上記以外で全顎的に見て重要度の高い歯、重症度の高い歯から

症例：歯周基本治療のみで改善した重度歯周炎

初診：2014年7月（図1）
患者：50歳、男性
喫煙：半年前に禁煙（1日20本）
主訴：歯周病の治療を希望（本症例は本章02でも紹介）

　初診時は2014年7月で、診査結果をもとにSRPの順番を考え、歯科衛生士治療計画書を作成しました。全体的に著しい炎症と骨縁下欠損が多くみられ、炎症と咬合性外傷のコントロールを必要とし、最終的に動揺が残った場合は、補綴物による連結固定で対応することを考えました。幸い、臼歯部は根分岐部病変にまで至っておらず、半年前に禁煙を始め、年齢もまだ50歳であるため、回復力が高い可能性を考えました。また、歯肉も線維性と浮腫性の混合であったため、当初から全歯の保存を目標とし、時間はかかるものの、歯周基本治療によって治りやすい歯周病と予測しました。ただ、患者には過度な期待をもたせないように心がけました。おおよその治療期間などを伝え、それ以上かかる可能性も説明しました。

プラークコントロールと動揺歯への対応

　プラークコントロールは、早朝と毎食後に10分間ブラッシングする習慣が身に

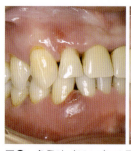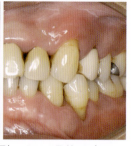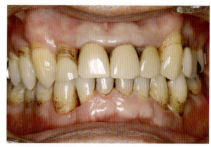

図❷ 急発時（2014年10月）。3〜4日前に2|3 4、3|3 4が急発のピークであった

図❸a 再評価検査時（2015年11月）。歯肉の炎症が減少し、ピンク色に変化

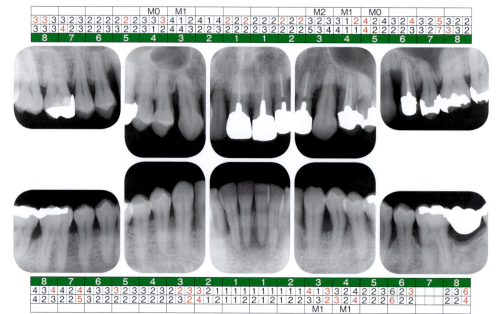

図❸b 再評価検査時（2015年11月）。初診時に予想していた以上に、BOP、PPD、動揺の著しい改善が認められた

ついていましたが、熱心すぎるうえに、バルサミコ酢で洗口すると歯周病原細菌を除菌できるという誤った情報を信じて行っていました。動揺歯は、垂直性の動揺が少なかったので咬合調整を数回行い、夜間の歯ぎしりは自覚があったので、まずは日中のTCHへの対応を行いました。

実際にSRPを行った順番

主訴の部位はとくにありませんでしたが、筆者は著しい骨欠損が認められた4犬歯を何とかして守りたいと考えました。また、患者は審美性と口臭を気にされていて、数日前に4犬歯とその周囲に急発が同時に起き（図2）、炎症と動揺のコントロールを行いました。その後、多少の炎症が残存していましたが、急性炎症のピークを越えたと診たことに加え、動揺が著しくなかったため、炎症が主因であると判断し、4犬歯を中心に前歯部、第1小臼歯からSRPを行いました。

SRPの基本は1回で完結することですが、本症例のような深い歯周ポケットの場合、1回ではできないことも予測し、あらかじめそのように患者に伝えて行いました（SRPの詳細は本章02参照）。その後は、動揺がない右下臼歯部、左上臼歯部、左下臼歯部、最後に最深6mm程度の右上臼歯部の順番で行いました。

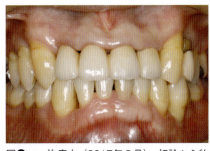

図❹a 治療中（2017年6月）。初診から約3年経過。初診時の禁煙直後の線維性歯肉や、歯肉の赤褐色、腫脹部位は、炎症の改善によって健康な歯肉になり、引き締まって弾力が増してきた

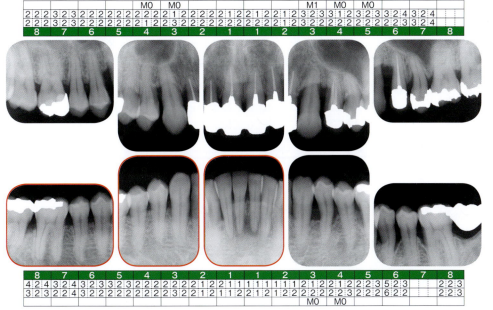

図❹b 治療中（2017年6月）。デンタルX線写真10枚法より、歯槽硬線の明瞭化、動揺歯の改善によって歯根膜腔の拡大の消失が認められた。赤枠は、再々評価検査時（2016年8月）のデンタルX線写真

再評価時での残存歯周ポケットには、再SRPで対応しました（図3a、b）。デンタルX線写真10枚法より、4犬歯を中心とした部位に歯槽硬線の出現が認められ、骨欠損の進行を阻止できたと判断しました。治療中、残存歯周ポケットに対する再SRP、再沈着した歯石へのスケーリングは、歯周組織を傷つけないよう丁寧に行いました（図4a、b）。

SRPの順番に正解はないかもしれません。しかし、筆者は事前に「なぜこの順番で行うのか」を自分に問いかけ、その理由によって優先順位を考えて行っています。

【参考文献】
1) McGuire MK, Nunn ME: Prognosis versus actual outcome. II. The effectiveness of clinical parameters in developing an accurate prognosis. J Periodontol, 67(7): 658-665, 1996.
2) 日本歯周病学会（編）：歯周病の診断と治療の指針2007. 医歯薬出版，東京，2007：28.
3) 片山奈美，斎田寛之：動揺歯の診方 動揺のコントロール．DHstyle, 11(5)：28-31, 2017.
4) 千葉英史：歯根膜の臨床観察と歯周病罹患歯の保存．日本臨床歯周病学会会誌，31(2)：87-88, 2013.
5) Burgett FG, Ramfjord SP, Nissle RR, Morrison EC, Charbeneau TD, Caffesse RG: A randomized trial of occlusal adjustment in the treatment of periodontitis patients. J Clin Periodontol, 19(6): 381-7, 1992.
6) Jan Lindhe, Thorkild Karring, Niklaus P. Lang（編著）：Linde 臨床歯周病学とインプラント第3版 基礎編．岡本 浩（監訳），クインテッセンス出版，東京，1999：293-294.

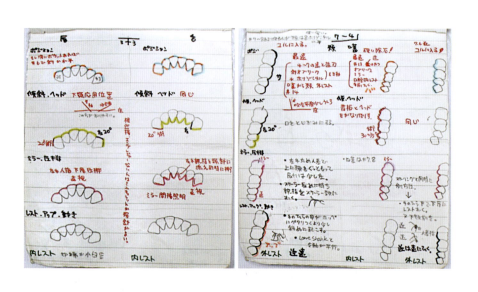

CHAPTER 4

重度歯周病患者への対応

01 重度歯周病患者における
喫煙とプラークコントロール ·· 92

02 根分岐部病変へのアプローチ ·· 98

CHAPTER 4 重度歯周病患者への対応

01 重度歯周病患者における 喫煙とプラークコントロール

　喫煙が歯周病に与える悪影響は周知のとおりで、さらに歯周病の進行や回復にも悪影響を及ぼすといわれています[1]。本項では、禁煙には無関心であるものの、プラークコントロールの改善により、歯周基本治療で予測していたよりも改善した症例を紹介します。

喫煙による歯周組織への影響

　患者が喫煙者の場合、まずはプラークコントロールの重要性とともに、喫煙による歯周組織への影響（**表1**）についても説明します。

症例：治りにくい歯周病症例と予測しながら、歯周基本治療で安定した重度歯周病症例

　患者は初診2014年1月、48歳の女性。元歯科技工士・歯科助手で、現在は自宅で進学塾講師をしている頭脳明晰な方です。他院で抜歯を勧められたため、友人の歯科医師から当院を紹介されて来院しました。主訴は右上の歯ぐきが腫れたとのことで、喫煙は20本／日でした（**図1a～d**）。

1．治療計画

①歯周基本治療

　プラークコントロールを行いながら、垂直的動揺のある上顎前歯部と右上臼歯部は咬合性外傷の対応として、咬合支持に注意しつつ、来院のたびに咬合調整やパラファンクションへの対処を行い、タイミングをみてSRPを行う。喫煙者で回復力は低いと予測しましたが、できれば歯周外科を回避し、なるべく歯周基本治療での対応に留めることを目標にした。

表❶　喫煙による歯周組織への影響（非喫煙者と比較した場合）［参考文献[2]より引用改変］

- 歯肉が出血しにくいため、歯周病の自覚が乏しく、治癒が遅い
- 歯周組織の破壊が促進しやすい（歯周病が進みやすい）
- 歯周組織の創傷治癒が遅延しやすい（歯周病が治りにくい）
- 歯周治療後も、歯周病の進行により歯を失っていく可能性が高い（ヘビースモーカーではさらにその傾向が強い）

②再評価
③補綴治療（動揺が残存すれば連結固定）
④再評価
⑤SPT移行

2．歯科衛生士治療計画

1）歯周病患者の個体差を予測[3]

　初診時のX線写真（図1b）より、年齢からすると水平性および垂直性骨吸収が全顎、とくに上顎で進行していることから、罹患度は高いと判断しました。ま

> **症例** 歯周基本治療で予測以上に改善した咬合性外傷を伴う重度歯周炎喫煙患者

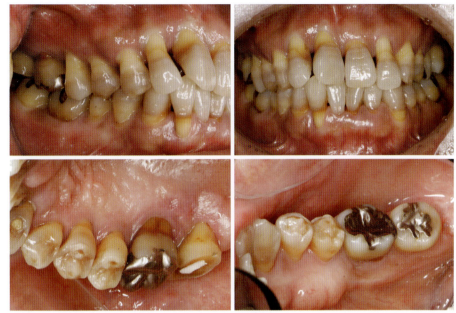

図❶a 初診時（2014年1月）。48歳、女性、元歯科技工士・歯科助手の口腔内写真。歯頸部にプラークと歯石沈着、自然排膿、歯肉に発赤・腫脹を認め、歯肉の性状は線維性であった。上顎前歯部にフレアーアウト、7⏌は治療途中であることが認められた

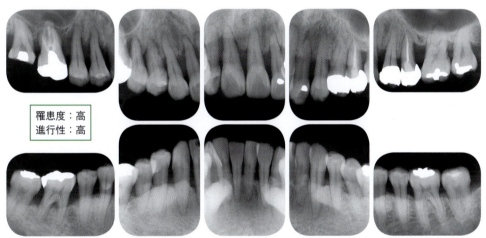

罹患度：高
進行性：高

図❶b 同、デンタルX線写真10枚法。歯槽頂部歯槽硬線は不明瞭、⎿7〜1⏌に重度の骨縁下欠損、⎿6⎿7・⎿6に根分岐部病変が認められた

	M3	M3	M3	M3	M3	M3	M3	M3	M2	M2	M0	M0	
		Ⅲ	Ⅲ									Ⅱ	Ⅱ
	6 6	4 8 4	7 8 6 7	4 6 7	8 8 4 6	5		4	7	6 7 4		
	6 6	5 7 6	9 7 6 7	6 6 5 6	6 10 8 8	4 6		6 7	6 4 6 7	4 4 8 5	5 4	4
	7	6	5	4	3	2	1	1	2	3	4	5	6	7
	4 5	4 4 8	7		4 5 4			4 5 4		7		5		|赤字：BOP
	4 7	6 7 4	4	4 7 4 4 7		4 6 6 4		7 4		5	4		青アミ：排膿
	Ⅱ											
	M0	M1	M2	M2	M2	M0	M1	M2	M1	M0	M0	M0

図❶c 同、歯周組織検査表。BOP：55.3％、排膿：55.3％、PCR：62.5％

		ネガティブファクター			ポジティブファクター
	年齢	○ 高齢（70歳以上）	○		● 若い（50歳未満）
	喫煙	● 喫煙		○ 非喫煙	
	歯肉の炎症	● 潜在		○ 混在	○ 顕在
歯周病の回復力の予測 ↑	全身疾患	○ あり	● なし		
歯周病の治りやすさの予測 ↑	プラークコントロール	○ 不良	● 良好		○ ほぼ完璧
	過重負担、力の影響	● あり		○ なし	

図❶d 初診時の歯周病の回復力と歯周病の治りやすさの予測チャート。プラークコントロール、力の影響、宿主因子、リスクファクターから、歯周病の治りやすさを判断。ネガティブファクターが多く、歯周病は治りにくいと予測した

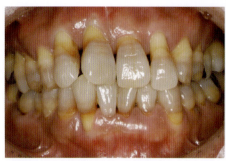 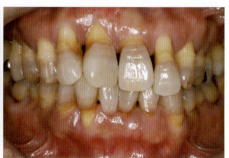

図❷a　左：初診時、右：初診時から3ヵ月後（2014年4月）。これまで、プラーク染色液による確認とTBIを2回行った。歯頸部のプラークコントロールが改善され、歯肉縁下からの排膿はあるものの、全体的に辺縁歯肉の発赤が減少した。SRPのタイミングと捉えて、垂直的動揺の歯以外のSRPを開始した

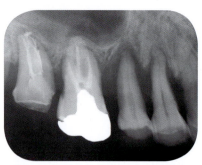 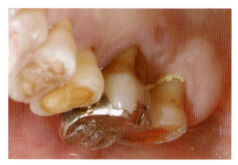

図❷b　5|の急性炎症発症から2週間後のX線写真（2014年5月）。根尖部までの透過像を認めた。激しいクレンチングの自覚があり、時期をみて抜歯することとなった

図❷c　7|の感染根管治療時（2014年5月）。骨欠損が根尖にまで及んでいた。ビタペックスが根尖から歯頸部へ流出している。この歯はその後、意図的再植を行い、保存に努めた

た、全顎的に歯槽頂部歯槽硬線が不明瞭で、左下臼歯部以外にも歯根膜腔の拡大と、骨梁に不透過性の亢進を認めました。これは歯肉に炎症があり、歯根膜が力の負担を受けているときに起こる現象と考えられ、歯周組織の安定は得られておらず[4]、進行性は高いと判断しました。しかし、慢性歯周炎患者としては比較的年齢が若く、治癒を妨げる全身疾患もないため、本来ならば回復力に期待したいところです。しかし、線維性歯肉であり、禁煙には無関心なため、治療に対する歯周組織の反応は悪く、回復力は低いと予測しました（図1d）。そのため、目標を歯周病の進行を抑えることとし、患者には過度な期待を抱かせないように対応することにしました。

2）プラークコントロール[5]

患者は歯磨きへの関心が高く、毎食後3回、朝夜は10分ずつ行っていましたが、歯頸部や隣接面に多量のプラークが付着していました。プラークコントロールタイプ「不器用」と判断し、手を添えながら丁寧に指導を行い、プラーク染色液による確認や、その場で繰り返し練習することにしました。最も歯周病が進行している右側でよく噛み、クレンチングの自覚もあったので、それらに対する指導も行うことにしました。

3．治療経過（図2～4）

患者のモチベーションは非常に高く、プラークコントロールは予想以上に向上し、安定しました。動揺の著しかった上顎前歯部や右上臼歯部は、垂直的な動揺がある歯の咬合調整を繰り返し、垂直的動揺が落ち着いたところでSRPを行いました。

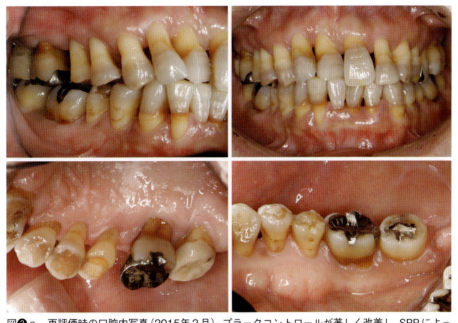

図❸a 再評価時の口腔内写真（2015年2月）。プラークコントロールが著しく改善し、SRPによって自然排膿が消失。喫煙者にしては、健康なピンク色の歯肉に改善した

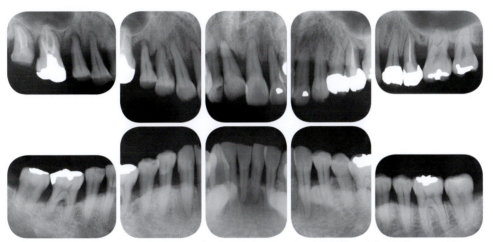

図❸b 同、デンタルX線写真10枚法。5| は急性炎症が発症後、歯周組織の破壊が促進した。喫煙によるためか、歯槽頂部歯槽硬線の明瞭化はわずかしか認められなかった

	M2	M2	M3	M3	M2	M3	M3	M3	M2	M1	M2	M0	M0
		Ⅲ	Ⅲ										
	4		6		4							7	5
	5 6 6	4 5					4 4					4	4
	7	6	5	4	3	2	1	1	2	3	4	5	6	7
		4											
			4		4			3		3			
	M0	M0	M1	M1	M1	M1	M0	M0	M0	M0	M0	M0	M0

図❸c 同、歯周組織検査表。喫煙は依然20本／日で、罹患度の高かった上顎に深い残存歯周ポケットや垂直的動揺歯を認めた。6| の根分岐部病変や下顎のPPD、動揺度は改善傾向。BOP：5.9％、排膿：0％、PCR：25％と歯肉の炎症は予測以上に改善

		ネガティブファクター			ポジティブファクター	
	年齢	○	高齢（70歳以上）	○	●	若い（50歳未満）
	喫煙	●	喫煙	○	非喫煙	
	歯肉の炎症	●	潜在	○	混在	○ 顕在
歯周病の回復力の予測 ↑	全身疾患	○	あり	●	なし	
歯周病の治りやすさの予測 ↑	プラークコントロール	○	不良	○	良好	● ほぼ完璧
	過重負担、力の影響	●	あり	○	なし	

図❸d 再評価時の歯周病の回復力と歯周病の治りやすさの予測チャート。初診時の予測以上に歯周組織は改善した

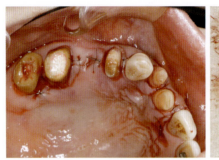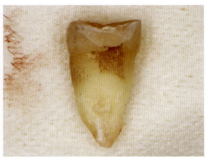

図❸e　喫煙者で治りにくい歯周病症例ではあったが、プラークコントロールが良好でポジティブファクターも存在したため、感染物質の除去と炎症の消退を目的に 7⊥1 に歯周外科を行った（左）。再評価後、5| の垂直的動揺が悪化し、支持骨量が減少し根尖部まで及んだため、抜歯となった（右）

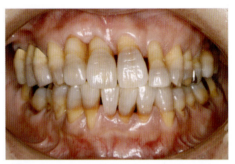

図❹a　SPT時の口腔内写真（2018年11月）

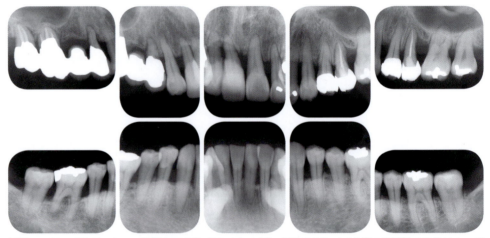

図❹b　SPT時のデンタルX線写真10枚法（2018年4月）。初診時と比べて上顎の歯槽骨の変化はないが、下顎前歯と 6| の根分岐部病変に歯槽頂部歯槽硬線の明瞭化を確認できた

図❹c　2018年11月、歯周組織検査表。BOP：0％、PCR：18.5％。2桁の数字はペリオテスト値

プラークコントロールの安定もあり、SRPによって歯周ポケットはかなり改善しました。

　初診時の予測以上に歯周組織の改善がみられたこと、プラークコントロールが安定していたことから、喫煙者ではありましたが、さらなる改善を目指して7┴1に歯周外科を実施し（5｜は抜歯）、再評価後に補綴処置を行いました。歯周ポケットはかなり改善したものの、喫煙者ということもあって骨欠損は改善せず、歯の動揺も残存しています。現在も、デンタルX線写真では歯根膜腔の拡大が残存しており、パラファンクションの指導に加え、ナイトガードも併用しながら、SPTを継続しています。

4．喫煙者の重度歯周炎症例から学んだこと

　初診時、喫煙者で進行性が高く、回復力が低いため、歯周病は治りにくいと判断しました。しかし、プラークコントロールの改善と咬合性外傷への対応、SRPにより、歯周ポケットは初診時と比較してかなり改善し、歯周病の進行を阻止できました。6｜の根分岐部病変は、アタッチメントレベルの改善も認められました。

　一方、同年齢の非喫煙者症例と比べると、骨欠損の修復や歯槽頂部歯槽硬線の明瞭化などが、多くの部位で乏しく、喫煙者の難しさも感じました。

●

　喫煙者の重度歯周病は治りにくいですが、だからといって最初から諦めるのではなく、プラークコントロールがよければ進行の抑制は十分に可能です。喫煙のリスクを理解しながら、歯科衛生士として患者とうまく向き合っていきたいと思います。

【参考文献】

1）Haber J, Wattles J, Crowley M, Mandell R, Joshipura K, Kent RL: Evidence for cigarette smoking as a major risk factor for periodontitis. J Periodontol, 64(1)：16-23, 1993.
2）大森みさき：喫煙の歯周組織に対する影響．日本歯周誌，53(1)：40-49，2011.
3）千葉英史：歯周病患者の個体差．歯界展望，92(1)：160，1998.
4）千葉英史：歯根膜の臨床観察と歯周病罹患歯の保存．日臨歯周誌，31(2)：90-91，2013.
5）片山奈美，斎田寛之：タイプ別にみるプラークコントロール．DHstyle，11(12)：24-27，2017.

CHAPTER 4　重度歯周病患者への対応

02　根分岐部病変へのアプローチ

　根分岐部病変が進行すると、プラークコントロールや器具の操作が困難になるため、診査はもちろんのこと、使用器具と清掃用具、操作方法の選択を慎重に行います。

　本項では根分岐部病変を診るときのポイントと、Ⅲ度の根分岐部病変を抱えた広汎型重度慢性歯周炎症例を紹介し、その具体的な対応について解説します。

根分岐部病変の定義

　根分岐部病変は、歯周炎や歯髄疾患の病変が、多根歯の根間中隔に波及した状態で、おもに上下顎の大臼歯、上顎の小臼歯にみられ、通常2根分岐部と3根分岐部（稀に4根）の病変があります[1]。

　診査方法は、根分岐部プローブや通常の歯周プローブを用いて、X線写真を参考にしながら進行度を3段階に分ける Lindhe & Nyman の分類（水平的骨吸収の分類：**表1**）を行います。根分岐部病変は、歯周基本治療では治癒しにくく、病変の程度によって治療法が明確に異なります。外傷性咬合や歯内歯周病変の関与の有無も調べる必要があります[1]。

各研究者の分類

　他にもグリックマンの分類（水平的骨吸収の分類）、Tarnow & Fletcher の分類（垂直的骨吸収の分類）、Nave の分類（根分岐部病変の開口部の分類）、Weine の分類（歯周-歯内病変の分類）があります。根分岐部病変の進行を判断する知識と

表❶　Lindhe & Nyman の分類（水平的骨吸収の分類）

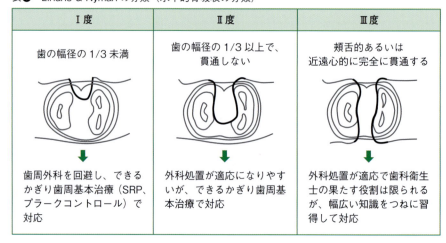

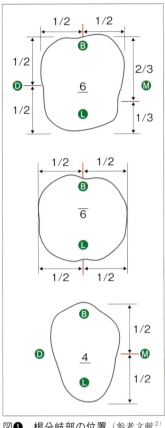

図❶ 根分岐部の位置（参考文献[2]より引用改変）

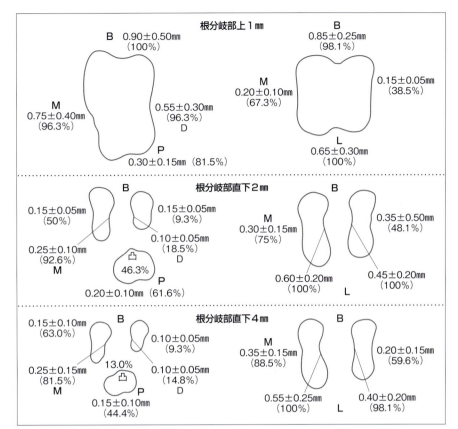

図❷ 根の凹面形態の不規則（根面溝）。上下顎第1大臼歯（左：上顎、右：下顎）。歯軸に垂直な切断面における歯根形態を示す。数字は凹部の出現頻度を示し、凸は突出部である（参考文献[3,6]より引用改変）

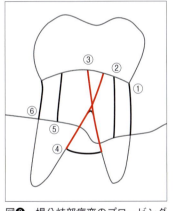

図❸ 根分岐部病変のプロービング。③④が大事

POINT!

X線写真のチェック項目

根分岐部病変のチェック
□ 根分岐部病変　水平性 or 垂直性 or 混合性
□ 根分岐部の複雑な形態　樋状根、癒合根、エナメル滴、ファーケーションリッジ、歯根間距離の近接
歯根のチェック
□ 歯根形態　短いルートトランク　湾曲歯　根面溝
□ 歯根間距離の近接
□ 歯根膜腔拡大　根尖形態丸い
□ パーフォレーション
□ 歯冠歯根比率

して、とても重要です。

根分岐部病変の各歯根単位でのプロービング（垂直的骨吸収量）

　根分岐部病変のプロービングの基本的な診査部位は**図1**のとおりです[2]。図2の根の凹面形態は不規則（根面溝）[3]であるがゆえに、付着の喪失（アタッチメントロス）が進行すると器具の到達性が悪く、プラークコントロールは困難になります。X線写真のチェック項目[4]を参考に、歯根の解剖学的特徴も考慮しながらプロービングを行います。根分岐部病変の各歯根単位での垂直的骨吸収量を意識して行うことが重要です（図3）。

表❷ 歯種別にみた歯根数の出現頻度（参考文献5)より引用改変）

上顎					
歯種	4根	3根	2根		1根
			完全2根性	不完全2根性	
4			18%	23%	59%
6	0%	100%	0%		0%
7	1%	64%	20%		16%
8	5%	18%	20%		55%

下顎				
歯種	4根	3根	2根	1根
6	0%	20%	80%	0%
7	0%	0%	70%	30%
8	0%	11%	59%	30%

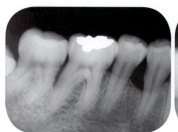
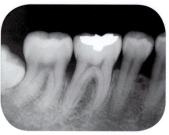

a：初診時（2016年12月）　　b：再SRP後の再評価時（2018年6月）

図❹ a、b　30歳、女性。6̄遠心の診査時、X線写真やプロービングではPPD 7 mmを認めたが、根分岐部病変の存在を確認できなかった。SRPの最中に歯石が除去されていくうちに、遠心に根分岐部病変Ⅱ度が存在することを確認した。器具の到達性が悪く、歯周ポケットの改善が困難なため、再SRPを実施。再SRP後の再評価時（2018年6月）では、6̄遠心はPPD 3 mm、BOP（−）、根分岐部病変Ⅰ度に改善（b）

　表2の歯種別にみた歯根数の出現頻度から、単根の割合が最も少ない、つまり根分岐部の出現頻度が多いのは上下顎を問わず6番であることがわかります。4̄にも約40%出現します。また、日本人の6̄の3根の出現率は約20%であり、出現部位が一定してつねに舌側遠心隅角から出ている5)ため、注意が必要です（図4）。

SPT時での根分岐部病変の進行と根面う蝕の予防

　根面の裂溝や凹面では清掃が不十分となり、根面う蝕や根分岐部病変の進行が起こりやすいため、患者にプラークコントロールとSPTの重要性を十分に理解してもらうことが重要です。歯ブラシの当て方の練習を行うときに、手鏡や口腔内写真を確認しながら患者に説明します。

　SPTでは、根面う蝕の予防策として、来院時にサホライドを塗布したり、自宅で毎日フッ化物洗口を行ってもらったりします。それでもう蝕の進行は早いので、見つけたら迅速に対応するようにしています（参考症例：図5）。

症例：根分岐部病変を伴う広汎型重度慢性歯周炎

　7̄6̄の根分岐部病変Ⅲ度に着目して、プラークコントロールと力（過重負担）のコントロールで維持している症例を紹介します。

1．初診時

　患者は54歳の男性、会社員で、2008年5月に初診来院し、性格はまじめな方です。主訴は歯肉からの出血、非喫煙者で全身疾患はありませんでした（図6）。初診時から、歯周外科治療後の再評価検査までを同僚の歯科衛生士が担当し、それ以降を筆者が担当しました。

　初診時の7̄6̄は動揺度3度で、いずれは抜歯して義歯になる可能性を説明しました。咬合性外傷の対応と同時に深い歯周ポケットと著しい骨欠損にアプローチしましたが、TBI、咬合調整をしながら、SRPのみでは器具の到達性が難しいと判断し、7̄6̄に歯周外科治療を行いました。

2．再評価時

　術後8ヵ月の2009年6月、歯周外科治療後の再評価検査（図7）を行うところ

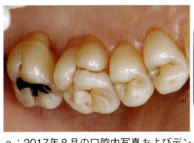
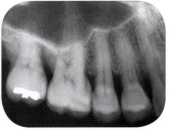

a：2017年8月の口腔内写真およびデンタルX線写真。SPT時に7|口蓋近心根分岐部にう蝕の進行を認めた

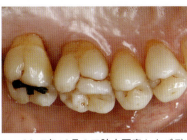
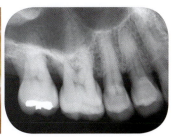

b：2017年12月の口腔内写真およびデンタルX線写真。コンポジットレジンにて修復完了

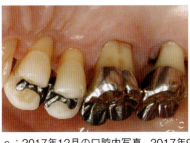
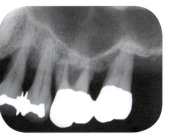

c：2017年12月の口腔内写真、2017年9月のデンタルX線写真。7|口蓋近心根分岐部に定期的にサホライド塗布を行っている

図❺ a〜c　67歳、男性、非喫煙者

症例　根分岐部病変を伴う広汎型重度慢性歯周炎

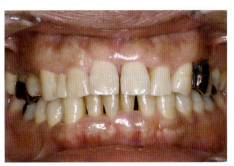

図❻a　初診時（2008年5月）。54歳、男性、会社員、非喫煙者

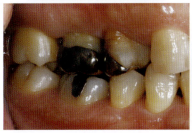
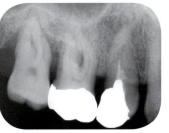

図❻b　同、歯周組織検査表および右側側方面観、2008年7月のデンタルX線写真

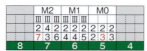
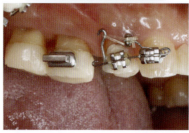
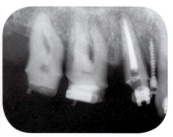

図❼ 治療中。2009年6月の再評価検査、2010年1月の上顎右側側方面観、2009年9月のデンタルX線写真

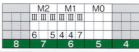
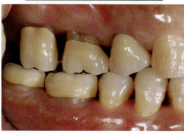
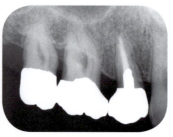

図❽ SPT移行時。2011年1月の再評価検査および上顎右側側方面観、デンタルX線写真

から、筆者が担当になりました。歯肉が退縮してブラッシングが難しい部位に、根分岐部入口付近にワンタフトブラシを歯面に直角に当てるようにし、口蓋側歯間部から歯間ブラシを使用する練習をしました。歯肉縁下のプラークコントロールは、超音波スケーラーをペリオモードにし、そのつど洗浄しました。

3．治療中

図7は治療中で、プラークコントロールは良好でしたが、咬合調整を行っても動揺度は改善せず、ナイトガードやTCHの指導を行いました。

4．SPTに移行

2011年1月、7|の残存歯周ポケットは約1mm程度減少し、2011年のX線写真から歯槽骨頂部歯槽硬線の明瞭化も認められるようになり、SPTに移行しました（図8）。その後、ナイトガードが破折して修理を行い、来院時にガムを噛むような口の動きの癖を見つけたので、TCHは改善されていないと判断して、さらに具体的な指導を行いました。その後、7|の動揺度は1度、6|は0に減少しました。

5．現在のSPT

図9より、良好なプラークコントロールが続き、6|の頬側根分岐部はPPDも2mm以下に安定し、水平的にプローブが入りにくく、歯肉がクリーピングしました。硬いせんべいを力一杯に噛んでいたので、優しく1口30回噛んだほうが力の負担が軽減することを伝えました。

初診時から約10年経過した現在のSPTでは、垂直的な歯周ポケットは歯周外科治療後の再評価時と比較して減少し、根分岐部病変Ⅲ度のままですが、根分岐部内

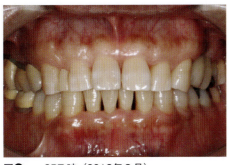

図❾a　SPT時（2018年2月）

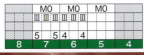
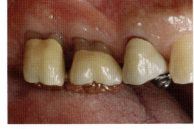
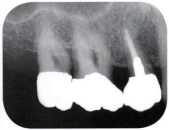

図❾b　SPT時（2018年5月）。検査、上顎右側側方面観、デンタルX線写真

の歯肉が埋まり、水平的にプローブが挿入しにくく、健康な歯周組織として維持されています。

　初診時に咬合性外傷と診断されて垂直的動揺を伴い、深い垂直性ポケットがあるⅢ度根分岐部病変でも、咬合調整と歯周外科によって垂直性ポケットをできるだけ減らし、さらにSPT時の歯肉縁上・縁下のプラークコントロールを徹底することにより、根分岐部病変の歯肉がクリーピングし、垂直性の歯周ポケットをさらに減少できました。根分岐部病変には力（過重負担）の影響も関与しているため、プラークコントロールだけではなく、SPTごとの動揺度の測定、早期接触などの咬合チェック・咬合調整、またナイトガードの使用やTCHの指導など、力への対応によって悪化を防いでいます。そして、このような症例では3ヵ月ごとのSPTを継続することも重要です。

●

　根分岐部病変は対応が難しいですが、患者の歯周組織の変化や、患者自身の些細な変化にも気を配り、対応していきたいと考えています。

【参考文献】
1) 日本歯周病学会（編）：歯周病の検査・診断・治療計画の指針2008．医歯薬出版，東京，2009．
2) 佐々木妙子：歯科衛生士のためのクリニカルインスツルメンテーション．クインテッセンス出版，東京，2005．
3) 村井正大（編）：臨床歯周病治療学．三樹企画出版，東京，1988：234-235．
4) 片山奈美，斎田寛之：X線写真の診方1 歯周病の病態の変化．DHstyle，11(2)：30-33，2017．
5) 藤田恒太郎：歯の解剖学．金原出版，東京，1976：53，73，85．
6) 江澤敏光，他：日本人永久歯根形態に関する研究 第1報 上顎第一大臼歯．日歯周誌，29：871-879，1987．

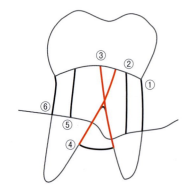

CHAPTER 5

インプラントへの対応

インプラントのプラークコントロール
歯周炎の既往から考える ………………………………………………………………………… 106

CHAPTER 5　インプラントへの対応

インプラントのプラークコントロール
歯周炎の既往から考える

　インプラント治療にかかわる歯科衛生士の役割で重要なのは、患者のプラークコントロールレベルが向上するように対応することです。たとえインプラント治療を行っても、患者に適したプラークコントロールレベルが継続できなければ、長期的に良好な状態を維持することは難しいです。
　本項はインプラントのプラークコントロールを、歯周炎既往の有無から考えて行った症例を通じて解説します。

インプラント治療の歴史[1]

　1969年、スウェーデンのイエテボリ大学医学部のブローネマルク教授[2]により、骨結合型（オッセオインテグレーテッド）インプラントが開発されました。治療は術後5〜12年で上顎84％、下顎93％というインプラントの生存率を示しました。1998年のトロント会議では、現在の「インプラント治療に対する成功の基準」が定められました（表1）。
　あらゆる欠損に応用され始めたインプラント治療でしたが、インプラント周囲炎（peri-implantitis）によるインプラント失敗例も散見されるようになりました。そのため、インプラントへの歯周病原細菌の影響やリスクに関する報告が数多く見受けられるようになりました[1]。

歯周炎の既往から考えるプラークコントロール

　長期的に成功するインプラント治療を考えるにあたっては、まずは欠損や抜歯に至った原因を考えることが重要です。う蝕、歯周病、歯根破折などの原因があるなかで、インプラント治療を行っても、天然歯と同じようなリスクを再び抱える可能性を考え、できるかぎりそうならないような対応を目指します。
　さらに、歯周炎既往患者とそうでない患者のインプラント予後についての報告より、歯周炎既往患者のほうがそうでない患者より低い生存率およびより多くの生物

表　インプラント治療に対する成功の基準（トロント会議、1998年）

1. 疼痛、不快感、知覚異常、および感染がない
2. 個々のインプラント体に動揺がない
3. 負荷1年経過後の垂直的骨吸収量が0.2mm/年以下
4. 患者および術者の双方が機能的、審美的に満足している

POINT!
歯周炎の既往から考える
プラークコントロール

歯周病で歯を欠損　➡　インプラント周囲炎の可能性を考慮

症例1　上部構造の清掃性を考慮して行ったインプラント治療

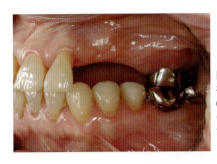

図❶a　初診時（2011年6月）。64歳、女性、非喫煙者、骨粗鬆症。|3〜5は8年前、ブリッジの支台歯である|4の歯根ごと自然脱落

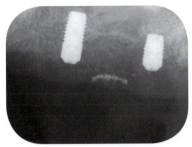

図❶b　インプラント埋入時（2012年4月）

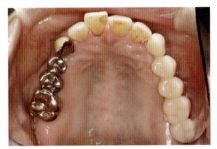

図❶c　プロビジョナルレストレーションセット時（2012年11月）

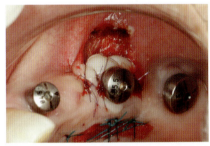

図❶d　遊離歯肉移植術（FGG、2013年1月）

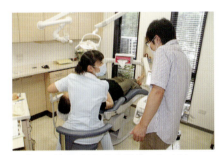

図❶e　筆者（左）と歯科技工士（右）

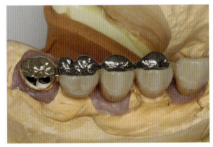

図❶f　完成した上部構造物（2013年9月）。歯科技工士には、歯間鼓形空隙の大きさを同じ歯間ブラシのサイズが使えるように統一し、エマージェンスプロファイルからの立ち上がりをできるかぎりストレートにして、最後臼歯遠心部から頬側遠心隅角部の豊隆をできるだけなくし、歯ブラシで頬側からの突っ込み磨きをできるようにしてもらった

学的合併症を示した[3]という結論があることから、歯周炎既往患者はリスクが高いと考えられるため、歯周病の改善、進行や再発を防ぐプラークコントロールレベルの維持が重要です。インプラントはう蝕にはならないので、う蝕の単一リスクであった場合、他のリスクに比べてトラブルは少ないと考えられます。

症例1：上部構造の清掃性を考慮して行ったインプラント治療（図1）

　初診2011年6月、64歳の女性、非喫煙者、骨粗鬆症（ビタミンK_2製剤服用中）、カラオケの先生をしている明朗な方です。主訴は|6の痛みと、パーシャルデンチャーをインプラントにできるかを相談したいとのことでした。

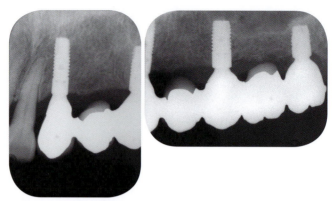

図❶g　上部構造装着時のＸ線写真（仮着、2013年9月）

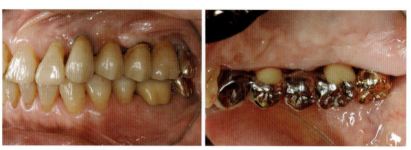

図❶h　上部構造装着後（仮着、2013年10月）

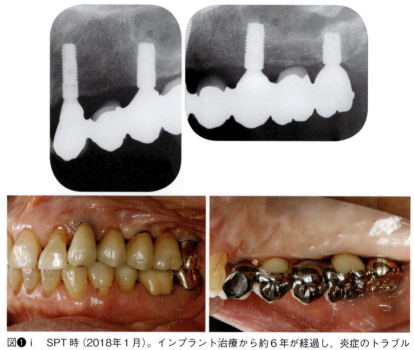

図❶i　SPT時（2018年1月）。インプラント治療から約6年が経過し、炎症のトラブルもなく安定している。むしろ、頑張って磨きすぎてしまうため、歯肉退縮の注意を継続中

1．経過

6は根尖部に及ぶ骨欠損により抜歯後、歯周基本治療（プラークコントロール、SRP）とインプラント治療を行いました。歯周病は徐々に改善しました。SPTに移行し、最近でも全顎的に歯周組織は安定しています。

2．歯周炎既往の有無から考えるプラークコントロール

3〜5は、ブリッジの歯根ごとの自然脱落でした。欠損の原因はおもに歯周病であり、プラークコントロールの徹底を行いました。患者の要望とともに、可能なか

症例2　インプラント周囲炎の発症からプラークコントロールを再考

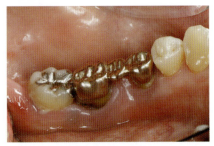

図❷a　初診時（2010年2月）。56歳、女性、専業主婦、非喫煙者、高血圧症。6|に多量のプラーク、自然排膿を認めた

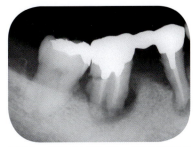

図❷b　同日のX線写真。根尖部に及ぶ骨欠損が認められた

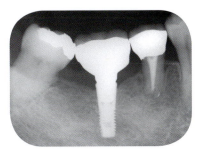

図❷c　キャストトゥアバットメントセット（仮着、2012年2月）

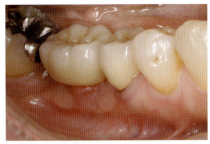

図❷d　治療期間中に6|部の腫脹・発赤（2013年1月）

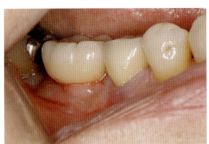

図❷e　治療期間中に6|部の腫脹・発赤（2014年7月）

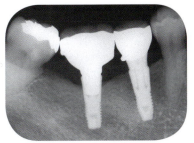

図❷f　SPT移行時（2016年5月）のX線写真。4年前のX線写真（c）に比べ、骨欠損の進行を認めた

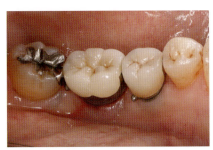

図❷g　SPT時（2018年2月9日）。インプラント周囲炎を発症。TBIを行った

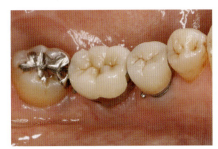

図❷h　TBI後2週（2018年2月23日）。歯磨きの効果で炎症が消失

ぎりプロビジョナルレストレーションで形態修正を行い、歯科衛生士からの意見も歯科技工士に伝えながら、インプラント上部構造の形態を清掃性、自浄性に配慮して製作し、経過をみています。

症例2：インプラント周囲炎の発症から　プラークコントロールを再考（図2）

初診2010年2月、56歳の女性、専業主婦、非喫煙者、高血圧症、楽天的な方です。

主訴は右側が痛くて噛みにくいとのことでした。

1．経過

6̲は根尖部に及ぶ骨欠損により抜歯後、歯周基本治療とインプラント治療を行いました。生活習慣として糖類の摂取頻度が高く、セルフケアも不安定なため、インプラント治療後に歯周病が再発し、インプラントも数回にわたって炎症を起こしました。その後、口腔衛生指導を行うことになりました。

治療が終了し、SPTに移行して経過観察となった後も、依然としてプラークコントロールは不安定で、最近でも6̲部インプラントの舌側面の周囲組織が炎症を起こしたので、TBI（歯ブラシ：ルシェロP10-S）とインプラント用ハンドスケーラーでスケーリングし、シュガーコントロールを見直しました。

プラークコントロールの改善とともに、インプラント周囲組織は安定しました。

2．歯周炎既往の有無から考えるプラークコントロール

この患者の6̲は、う蝕や歯周病によって根尖部に及ぶ骨欠損が認められたため、抜歯に至りました。リスクが複数に及ぶため、インプラントの安定には徹底的なプラークコントロールが必要となります。

今後は必要に応じて上部構造物の形態修正やインプラント表面の郭清のためのフラップオペも検討し、SPTの間隔も状況によって変えていく予定です。

■ 症例3：う蝕リスクと歯肉炎は絶えないが26年経過（図3）

初診時1992年9月、33歳の男性、非喫煙者、会社員の明朗な方です。主訴は歯肉からの出血と、右下の奥歯をむし歯で抜いたままとのことでした。

1．経過

プラークコントロールの徹底とスケーリングを行い、右下の欠損部位にインプラント治療をしました。不器用なため、プラークコントロールは不安定で、歯肉炎とう蝕を頻繁に発症しましたが、迅速に対応しました。これまで担当歯科衛生士は何回か変わっていますが、3ヵ月ごとのSPTに移行し、26年経過した最近でも、インプラントと周囲組織は全顎的に安定しています。

2．歯周炎既往の有無から考えるプラークコントロール

7̲6̲はう蝕で抜歯したとのことでした。欠損の原因はおもにう蝕であったため、他のリスクに比べてトラブルは少ないと予測できました。しかし、比較的若い年齢での欠損歯から、将来歯周病を発症することを考え、プラークコントロールの悪化が懸念されました。

実際、プラークコントロールを徹底的に行いましたが、思いどおりに手を動かせず、磨ける方法を試行錯誤しても適した方法を見つけ出せませんでした。インプラントの上部構造の形態を歯科医師と歯科衛生士の立場から歯科技工士に相談し、患者の要望とともに、最大限に清掃性および自浄性を考慮した形態にしてもらいました。

SPT中にインプラントの炎症や天然歯のう蝕など、トラブルが頻発し、患者はそのたびに歯科医師や歯科衛生士から指摘され、お互いに苦しい思いを重ねたにもかかわらず、3ヵ月ごとのSPTにはきちんと来院していました。現在ではインプラ

症例3 う蝕リスクと歯肉炎は絶えないが26年経過

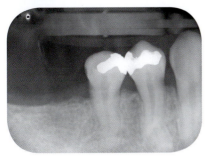

図❸a 初診時（1992年9月）。33歳、男性、非喫煙者、会社員

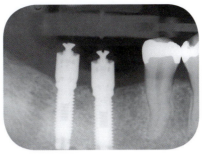

図❸b アバットメントセット時（1993年12月）

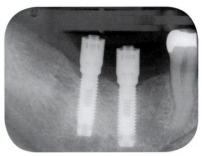

図❸c クラウン連結スクリューが破折し、交換（1995年5月）

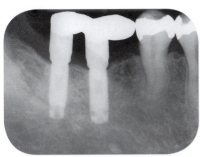

図❸d メインテナンス時（2010年7月）

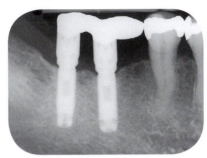

図❸e 24年経過したブローネマルクインプラント（2016年10月）

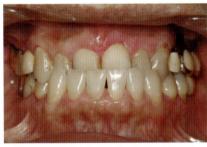
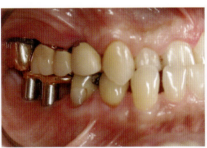
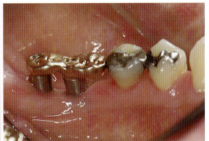

図❸f メインテナンス時（2018年3月）。インプラントはほぼ完璧に磨けている（本症例は村松歯科・村松利安先生のご厚意による）

ントをほぼ完璧に磨けるようになり、その結果、26年間インプラントは維持されています。

インプラント治療を成功に導き、安定させるポイントは、歯周病の改善とSPTの継続、良好なプラークコントロールの維持であると、本項で紹介したような症例をとおして実感しています。

【参考文献】
1) 日本歯周病学会（編）：歯周病患者におけるインプラント治療の指針2008. 医歯薬出版，東京，2009.
2) Brånemark PI, Adell R, Breine U, Hansson BO, Lindstr m J, Ohlsson A: Intra-osseousanchorage of dental prostheses. I. Experimental studies. Scand J Plast Reconstr Surg, 3:81-100, 1969.
3) Karoussis IK, Salvi GE, Heitz-Mayfield LJ, Brägger U, Hämmerle CH, Lang NP: Long-term implant prognosis in patients with and without a history of chronic periodontitis: a 10-year prospective cohort study of the ITI Dental Implant System. Clinical Oral Implants Research, 14(3): 329-339, 2003.

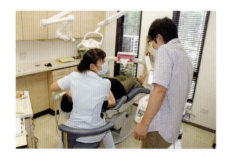

CHAPTER 6

メインテナンス・SPTで見るポイント

01 メインテナンスやSPTでどこを見る？① ·················· 114

02 メインテナンスやSPTでどこを見る？② ·················· 118

CHAPTER 6 メインテナンス・SPTで見るポイント

01 メインテナンスやSPTでどこを見る？①

メインテナンス（maintenance）やサポーティブペリオドンタルセラピー（supportive periodontal therapy：SPT、歯周病安定期治療）は、歯周基本治療とともに歯科衛生士が担当する最も大きな分野の一つです。どんな治療が行われたとしても、それが維持されなければ歯周組織は安定しません。重度歯周炎の患者を長期的に継続して安定させることは、簡単ではありません。患者にはライフステージの変化も起こるため、そのつど個人に合った対応をとることが重要です。

メインテナンス

メインテナンスとは、歯周基本治療、歯周外科治療、口腔機能回復（修復・補綴）治療によって治癒した歯周組織を長期間維持するための健康管理です。歯周病は、プラークコントロールが不十分だと容易に再発することから、定期的なメインテナンスが必須です。メインテナンスは、患者本人が行うセルフケアと歯科医師・歯科衛生士によるプロフェッショナルケアからなります[1]。

治癒

治癒（healing）とは、歯周組織が臨床的に健康を回復した状態をいいます。歯肉の炎症およびプロービング時の出血がなく、歯周ポケットは3mm以下、歯の動揺は生理的範囲を基準とします[1]。

SPT

SPTでは、歯周基本治療、歯周外科治療、口腔機能回復（修復・補綴）治療によって病状安定（stable state）となった歯周組織を維持するための治療を行います[1]。

歯周病を再発させる原因（**表1**）[2]に対して、歯科衛生士はおもに①と②に対して口腔衛生指導、専門的機械的歯面清掃（PMTC）、歯周ポケット内洗浄、スケーリング、ルートプレーニングを行い、③に対しては生活習慣で改善できることを一緒に考えます。歯科医師が行う④と⑤に対しては、咬合調整などの治療が主体となります。どの症例でも見落としがないように、歯科医師や歯科衛生士がともに①〜⑤をとおして、ある程度の見識をもっておく必要があります[2]。

病状安定

病状安定とは、歯周組織のほとんどの部分は健康を回復したものの、一部分に病変が休止しているとみなされる4mm以上の歯周ポ

表❶ 歯周病を再発させる原因（参考文献[2]より引用改変）

①プラークの蓄積
②歯肉縁下歯石の再沈着、取り残し
③患者の免疫能の減弱
④歯の移動や顎関節のトラブルによる咬合の不調和の発現
⑤残存歯周組織に対して二次性外傷的に働く咬合力の発現

> **症例** アタッチメントレベルの維持に努めた重度歯周炎（8年経過）

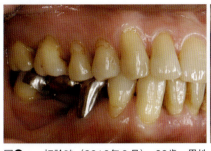 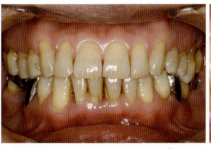 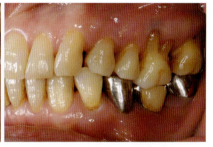

図❶a 初診時（2010年9月）。60歳、男性、非喫煙者。糖尿病の既往歴あり。プラークコントロールに関心が高く、電動歯ブラシ（ハピカ）を使用していた

図❶b 初診時の歯周組織検査表。赤字は出血、Ⅰ〜Ⅲは根分岐部病変、Mは動揺度を示す

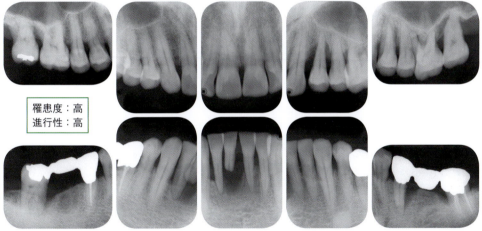

図❶c 初診時のデンタルX線写真10枚法。上顎前歯部以外の歯槽頂部歯槽硬線は不明瞭、大臼歯部と右側の小臼歯部に重度の骨縁下欠損、7|4 6 7に根分岐部病変が認められた

ケット、根分岐部病変、歯の動揺などが認められる状態をいいます[1]。

症例：アタッチメントレベルの維持に努めた重度歯周炎（8年経過）

　患者は初診時2010年9月、60歳の男性、非喫煙者で、主訴は下顎前歯の咬合痛でした（図1：本症例はCHAPTER 1 05、06で紹介）。全身既往歴はⅡ型糖尿病（HbA1c 6.5）で、以前に病院で食生活指導を受けたとのことでした。全顎的に歯周病の進行が認められ、歯周病についての関心が高く、すでにプラークコントロールは良好でした。

■ 経過

1. 歯周基本治療

　さらにプラークコントロールの徹底を図り、動揺歯以外にはSRPを行いました。同時に、動揺度2度の|4と動揺度3度の|7に、早期接触やフレミタスの咬合調整を行いました。|5 7は1〜2壁性の骨欠損形態で、遠方から来院されているので、早く治したいという患者の要望も考慮し、1回目の再評価後に外科処置（再生療法）

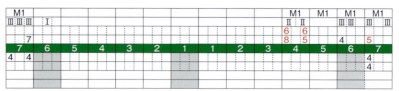

図❷a　SPT 移行時（2012年5月）の歯周組織検査表。歯周ポケット3mm以下は未記入

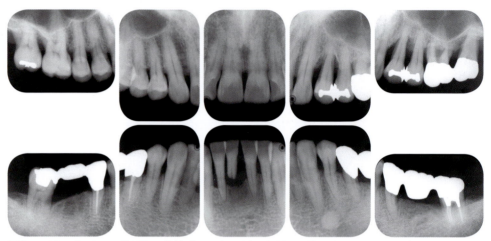

図❷b　同、デンタルX線写真10枚法（2012年6月）。初診時と比べて、SRPのみ行った部位の歯槽頂部歯槽硬線の明瞭化と骨縁下欠損の改善をわずかに確認できた

を行いました。

　SPT 移行前の2012年5月には、7|4 6 7 は根分岐部病変も抱えているため、歯周外科治療を行っても治りにくいと判断し、SRP のみで対応しました。骨欠損の回復は期待できず、再評価後には歯周ポケットの改善はみられたものの、動揺度1〜2度が残存しました。連結固定の範囲を模索しながら|4 5 と|6 7 をそれぞれ補綴物にて連結固定し、動揺度は1度ほど残存したまま、SPT へと移行しました。

2．SPT 移行時

　SPT 移行時に残された問題（リスク）は、4mm以上の残存歯周ポケット、根分岐部病変、歯の動揺と根面う蝕でした。そのことを患者に伝えたうえで、SPT に移行しました。初診時と比べて、歯槽頂部歯槽硬線の明瞭化と骨縁下欠損の改善が、わずかに確認できました（図2）。

3．SPT 時

　SPT 時には前述のリスクをチェックし、適宜歯周ポケット内洗浄やナイトガード装着の実施を確認しています。そして毎回、動揺度やフレミタスをチェックし、それらが確認されたら歯科医師に報告して咬合調整をしてもらっています。また、クレンチングやTCHなどの問題が確認されたら、それらへのアプローチも行いました。さらに、必要があれば再度TBIを行い、シュガーコントロールや、根分岐部にはう蝕予防にサホライドを塗布しました。

4．直近のSPT時（初診から8年経過）

　直近のSPT時（図3）においても、アタッチメントレベル（AL）はSPT移行時と比べてほとんど変化していません。また、|4 のポケットプロービングデプス（PPD）は初診時から数mm改善し、近心はPPD 5mm、遠心はPPD 6mmの歯周ポケットが残

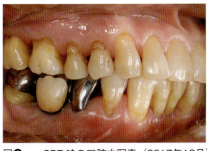
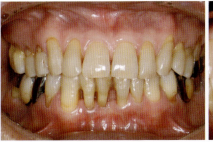
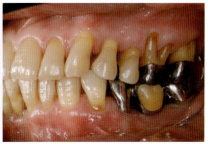

図❸a　SPT時の口腔内写真（2017年12月）

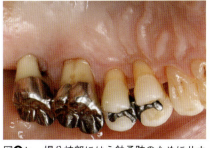

図❸b　根分岐部にはう蝕予防のためにサホライドを塗布

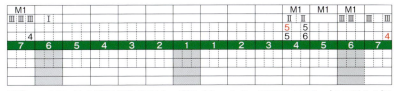

図❸c　SPT時の歯周組織検査表。歯周ポケット3mm以下は未記入。|4の近心と|7の遠心はポケット底からの出血であったため、念のためにTBIと歯周ポケット内洗浄で対応した

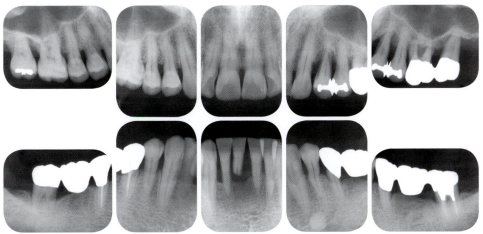

図❸d　SPT時のデンタルX線写真10枚法（2017年9月）

存しました。しかし、現在までの8年間、初診時と変わらずに非活動性歯周ポケットとして、ALを失わずに維持しています。|7の歯根膜腔の拡大は消失し、|47は動揺度0と現在のところは安定しており、経過観察しています。

　すべての歯周病症例において、歯周ポケットを完全になくすことは困難であり、とくに重度歯周炎症例では多少の歯周ポケットが残存したままSPTに移行することは少なくありません。歯周病の進行性を見極めたうえでSPTに移行し、残されたリスクを術者と患者が共有して、些細な変化も見逃さないように注意深く観察を行うことで、現状維持が可能になります。

【参考文献】
1）日本歯周病学会（編）：歯周病の検査・診断・治療計画の指針2008．医歯薬出版，東京，2009．
2）村松利安：歯周補綴を施した症例に対するSPTの要点．日本歯科評論，68(4)：145-152，2008．

CHAPTER 6　メインテナンス・SPTで見るポイント

02　メインテナンスやSPTでどこを見る？②

　メインテナンスや SPT を長期に行うためには、多くのハードルを乗り越えなければなりません。それらは歯科衛生士一人だけで乗り越えられる問題ばかりではなく、歯科医師やスタッフと協力して患者に誠心誠意、対応することが重要だと考えています。本項では、筆者が担当した患者の長期 SPT 症例を紹介します。

■■■ メインテナンスやSPTのチェック項目

　メインテナンスや SPT 時、どのような問題が起こると考えられるのでしょうか。たとえば、ショ糖の過度な摂取頻度による二次う蝕や根面う蝕、急性炎症や歯周病の再発、動揺度の悪化や歯牙破折、ストレスに起因するプラークコントロールの低下やブラキシズムなどが挙げられます。歯科衛生士は上記のような問題を見逃さないように、患者一人ひとりに対して丁寧かつ慎重なチェックを行います。

　参考までに、筆者が歯科医師とともに行っているメインテナンスや SPT でチェックしている項目を**表1**に列挙します。

■■■ 症例：歯周補綴の維持に努めて24年経過

　患者は初診1994年4月、53歳の独身女性で、非喫煙者、建築関係の会社員です。主訴は、歯が全体的に冷水痛を感じるとのことでした。既往歴は、他院で約5年前より歯周病と診断され、1年前に上顎4本を抜歯し、局部床義歯を装着。ブラッシング指導を受けて、10分ほどの除石経験がありました。今回の診断は、咬合性外

表❶ メインテナンスや SPT のチェック項目（参考文献[1]より引用改変）

☐ 来院に対する動機づけ
☐ 患者の精神面も含めた健康状態、生活の変化
☐ 栄養状態、とくにショ糖の摂取頻度
☐ プラークコントロールと再 TBI の必要性、PMTC
☐ 歯肉の炎症やプロービングデプス、動揺度
☐ スケーリング、ルートプレーニング、二次う蝕、根面う蝕
☐ ブリッジや連結冠における合着セメントのウォッシュアウトや支台との離脱
☐ 義歯のクリーニング
☐ ブラキシズムの自覚、TCH、ナイトガードの使用状況
☐ 歯科医師により、局部床義歯におけるクラスプと支台歯、床と顎堤との適合、咬合面の変化
☐ 歯科医師により、顎位、早期接触など[1]

118

症例 歯周補綴の維持に努めて24年経過

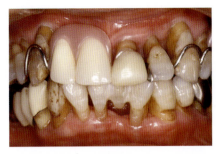

図❶a 初診時（1994年4月）。53歳、女性、非喫煙者、会社員。主訴は、歯が全体的に冷水痛を感じる（本症例は村松歯科・村松利安先生のご厚意による）

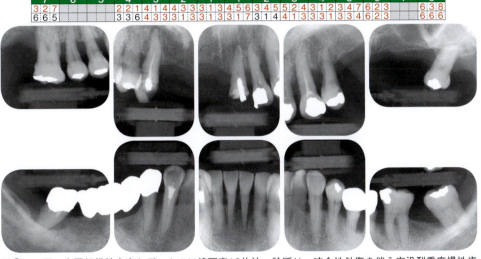

図❶b 同、歯周組織検査表とデンタルX線写真10枚法。診断は、咬合性外傷を伴う広汎型重度慢性歯周炎

傷を伴う広汎型重度慢性歯周炎でした（図1）。

■経過

1．歯周基本検査、歯周基本治療

初診時以降、|1は抜歯に至りましたが、患者はいつも明るく笑いが絶えない方で、患者の協力が得られて歯周基本治療は順調に進み、改善がみられました。治療計画は、歯周基本治療後に歯周補綴としました。具体的には、歯科医師と患者で相談のうえ、欠損と歯周組織の保全を目的に、可能なかぎり固定性のブリッジとし、それ以外はパーシャルデンチャーで治療を行いました。

2．SPT移行時

1997年5月、SPTに移行しました。歯周ポケットは全周で3mm以内、BOP（－）に改善しました。今後の注意点として、ショ糖摂取頻度のコントロール（根面う蝕予防）と、プラークコントロールレベルの維持が挙げられました（図2）。

3．SPT時

■支持骨の減少

退職や引っ越しでの生活環境の変化、更年期障害、帯状疱疹によってプラークコントロールが低下し、歯周病が再発しました。X線写真からは支持骨の減少が認められました。患者に現状を説明して理解してもらい、モチベーションアップを期待してTBIやSRPを行った結果、歯周病の進行を抑えることができました（図3）。

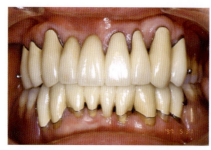

図❷a　SPT移行時（1997年5月）。治療方針は、歯周基本治療後に歯周補綴（歯科医師と患者で相談のうえ、欠損と歯周組織の保全を目的に、可能なかぎり固定性のブリッジとし、それ以外はパーシャルデンチャーで治療）を行った。SPT移行時の注意点としては、ショ糖摂取頻度コントロール（根面う蝕予防）とプラークコントロールレベルの維持が挙げられた

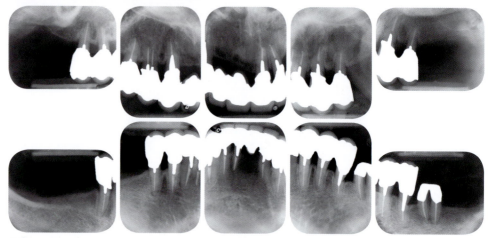

図❷b　同、デンタルX線写真10枚法。歯槽頂部歯槽硬線の明瞭化が認められた。歯周ポケットは全周で3mm以内、BOP（−）

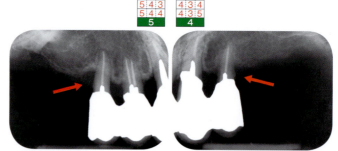

図❸　初診から8年後（2002年5月）。SPT時に支持骨の減少。生活環境の変化や更年期障害、帯状疱疹により、プラークコントロールの低下から歯周病の再発によって支持骨の減少が認められた（矢印）

▪舌に扁平上皮がんを発症

　SPT中、歯科医師が右側の舌に扁平上皮がんを発見しました。大学病院に紹介し、がんを切除する治療が行われました。

▪ショ糖の摂取頻度が増え、根面う蝕を発症

　2002年5月から89歳の母親の介護が始まり、患者のプラークコントロールが不安定になりました。介護のストレスで毎晩チョコレートを食べ続けた結果、複数歯にわたって根面う蝕となりましたが、幸い早期に発見できました。患者の苦労を受け止めながら、シュガーコントロールの説明と治療を行いました（図4）。

▪介護が終わり、安定傾向に

　2011年3月、母親が96歳で他界しました。上顎の連結ブリッジにやや動揺がみられたので、TCHの是正指導とナイトガードの使用を継続するように、再確認しました（図5）。

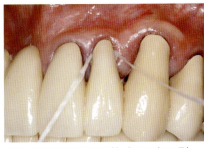 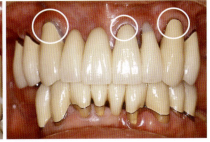

図❹ SPT時の根面う蝕（2009年6月）。介護のストレスで毎晩チョコレートを食べ続けた結果、上顎前歯の複数歯にわたって根面う蝕が認められた（白丸部）。シュガーコントロールの説明と治療を行った

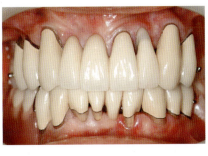

図❺a
SPT時（2013年9月）。
プラークコントロール
は安定

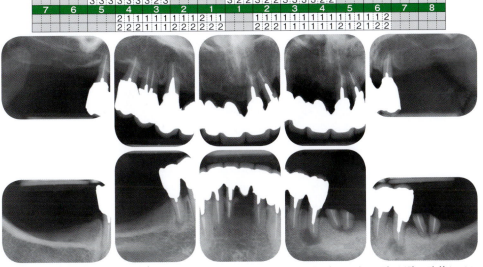

図❺b 同、歯周組織検査表とデンタルX線写真10枚法。歯周病再発（2002年5月）以降、改善してからは支持骨量が維持されていた

■ がんで緊急入院。高い意識を維持して安定

2014年7月、患者は子宮がんで緊急入院し、その後、抗がん剤治療が長期間続きました。その合間にSPTでの来院を希望され、プラークコントロールは安定しました。「他にすることがないから、頑張って磨いているのよ」と、いつものように明るくおっしゃいました。

落ち着いていた舌がんが再発し、大学病院で治療を行い、その後、舌がん、子宮がんの定期検診へ移行しました。以前よりもずっときれいに化粧をして、前向きな姿で来院する患者を見ていると、こちらが励みになりました。そのことを患者に伝えると、「私を見本にしなさいよ」と、笑っておっしゃいました。その後、左膝が痛み、リハビリで週2回通院して回復し、SPTでの来院に支障はなくなりました（図6）。

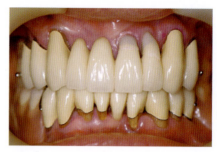

図❻a　SPT時（2015年12月）。2014年7月に子宮がんで緊急入院し、抗がん剤治療を行った。その間も、患者は高い意識を維持してSPTを継続し、プラークコントロールが安定していたため、大きな変化は認められなかった

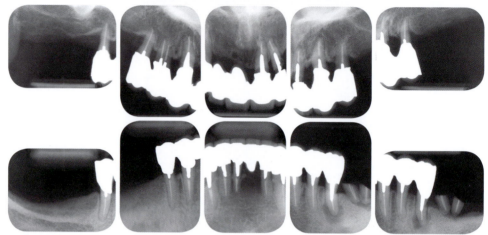

図❻b　同、デンタルX線写真10枚法。上顎前歯部の接着性レジンがこれまでに何度もチップし、修復を繰り返している。自覚はないが、夜間のクレンチングの可能性があるため、ナイトガードの使用で経過観察中。がん治療後もプラークコントロールは維持され、「健康でいたいから、間食はしなかった」とのこと。支持骨量は維持できている

- 生活面の変化で過労状態が続き、歯肉の著しい出血と擦過傷が絶えない

　2016年5月、5|の遠心が歯周ポケット4㎜、BOP（＋）、いままでにない出血量と、痛みを伴う著しい擦過傷を認めました。生活面での変化を尋ねたところ、家族に不幸があり、うつ状態の身内のそばにいて過労状態とのことでした。著しい擦過傷に対しては、従来の使用歯ブラシから、毛がソフトでプラークを落とせるルシェロP-10S（ジーシー）に変更し、TBIで歯肉に当たらないような当て方を指導しました。出血量が多かったことから砂糖の摂取量も確認し、シュガーコントロールの必要性も説明しました。これまで上顎前歯部の接着性レジンが何度もチッピングし、修復を繰り返しました。夜間のクレンチングの自覚はありませんでしたが、その可能性が疑われたため、ナイトガードの使用で経過観察としました。

4．直近SPT時

- 生活が落ち着き、口腔内も安定

　初診から24年が経過し、5|の遠心の歯周ポケットは4㎜でBOP（＋）、擦過傷はたまに繰り返していますが、プラークコントロールは良好で、現在の口腔内は安定しています（図7、8）。

●

　本症例の患者は、全顎的な歯周病に対して歯周補綴を行い、その維持に努めて24年が経過しています。この間、患者は更年期障害、舌がんの発症、親の介護、子宮がんの発症、舌がんの再発、抗がん剤治療と、さまざまな困難に立ち向かってきました。初診時53歳だった年齢も現在は77歳と、ライフステージの変化と同時に、

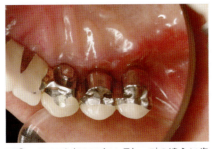

図❼ SPT時(2018年1月)。5|の遠心に歯周ポケット4mm、BOP(+)と擦過傷を認めた

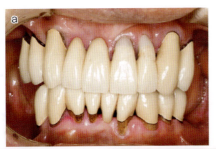

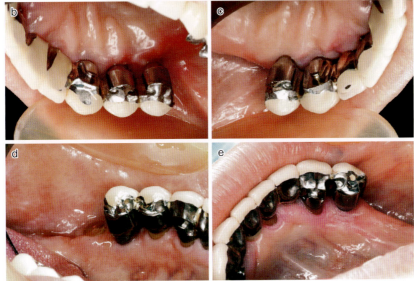

図❽a～e SPT時(2018年5月)。プラークを染め出し、クリーニングを行った。b：擦過傷は以前より少し改善していた

口腔内も変化してきました。

　口腔内のわずかな変化も見落とさないように観察し、変化を見つけたら患者に説明して一緒に対策を考え、前向きに行動する患者から、筆者は多くのことを学びました。患者の高い意識に応えたいと、筆者は必死に対応（根面う蝕に対するシュガーコントロール、支持骨の減少に対する炎症のコントロール、TCH、ブラキシズムなど）し続けたことで、歯科衛生士としての意識を高めるきっかけをもらいました。

【参考文献】
1) 村松利安：歯周補綴を施した症例に対するSPTの要点．日本歯科評論，68(4)：145-152，2008．

CHAPTER 7

まとめに代えて

重度歯周病患者の一例から **資料をどう読み、どう対応するか** ………… 126

CHAPTER 7 まとめに代えて

重度歯周病患者の一例から
資料をどう読み、どう対応するか

　本書を通じて、初診時の資料の読み方からプラークコントロールや SRP など歯周基本治療の考え方、重度歯周病患者の治りやすさの見方・アプローチ、インプラント症例の見方、そしてメインテナンス・SPT におけるポイントなどを解説してきました。最後に、重度歯周病の一例を通じて、それらをとおして振り返っていきたいと思います。自分が担当することになった患者だと想像して、一緒に考えてみましょう。

初診時の資料から何が読み取れる？

初診：2009年2月

患者：Aさん、49歳、女性

職業：パートタイマー（主婦）

主訴：左上奥歯の歯ぐきが腫れてグラグラ

喫煙：非喫煙者

全身既往歴：更年期障害、アレルギー性鼻炎、鼻閉

　初診時の資料（図1）から、この患者のことをどこまで読み取ることができるでしょうか。もちろん、これらの資料のみから読み取れることには限界があります。患者と接し、歯周基本治療を通じて判断していくことも多々ありますが、まずは初診時の資料をよく見て、できるだけその特徴を捉えたうえで歯周治療を行っていくことが大切です。

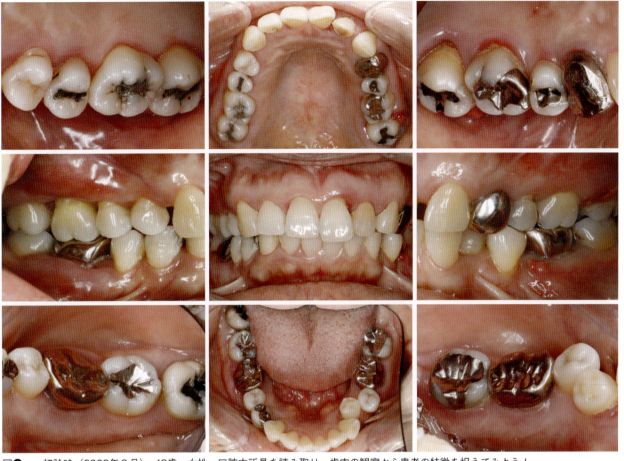

図❶a 初診時(2009年2月)。49歳、女性。口腔内所見を読み取り、歯肉の観察から患者の特徴を捉えてみよう！

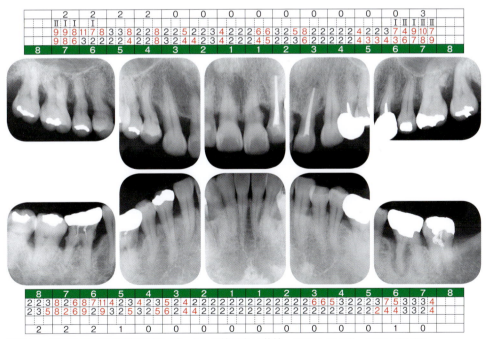

図❶b 初診時の歯周組織検査表とデンタルX線写真10枚法。BOP：40.8%、PCR：81.0%

■■■ Aさんの歯肉観察から特徴を捉えよう！

- Aさんの口腔内所見：多量のプラークと歯石沈着、歯肉の著しい発赤・腫脹を認め、歯肉性状は浮腫性でした。上顎前歯部にフレアーアウト、1には挺出がみられ、6の頬側歯肉にサイナストラクト、および不適合補綴物が多数認められました。
  歯肉の色は全体的にピンク色を呈し、軟らかくて厚みはなく、炎症部位は発赤・腫脹が著しく、浮腫性の炎症像を呈していました。一般的に、浮腫性の歯肉を呈した症例は、プラークコントロールの改善によって歯肉が変化しやすく、改善しやすいと考えられました。

■ その他に考えられること

1）歯ブラシを当てると出血しやすい、歯がグラグラ揺れる

1遠心の炎症が著しいことや、主訴の左上の動揺により、いままで出血や歯がグラグラ揺れるのが怖くて、歯頸部に歯ブラシをしっかり当てられなかったのかもしれません。とくに口蓋側舌側のプラークの沈着・炎症が著しく、不適切なブラッシングが原因と考えられ、正しい知識が必要と考えられます。

2）1の挺出が認められる

1の挺出や2 3間、4 3間のオープンコンタクトなど、病的な歯の移動が疑われます。口蓋側歯肉の炎症が強く、鼻閉塞もあるため、口呼吸も疑われます。

3）急性発作の要因で、免疫力の低下が考えられる

夜はよく眠れているか、疲れがとれているのかなども心配されます。

デンタルX線写真から歯周病の個体差を捉える

■■■ AさんのX線写真で病態を読み取ろう！

全顎的に歯槽頂部歯槽硬線は不明瞭、多量の歯石沈着、不適合補綴物と二次う蝕が多数、臼歯部に重度の骨縁下欠損、上顎大臼歯部および6 6の根分岐部に透過像、7に著しい歯根膜腔の拡大、不透過性の高い骨梁像、6 6には根尖病変が認められました（図2、3）。以上より、広汎型重度慢性歯周炎と咬合性外傷と診断されました。

■■■ 歯周病患者の個体差を予測する

X線像からは、歯周病患者としての個体差を把握できます[1]。歯周病の個体差は罹患度・進行性・回復力の3つの物差しで測ることができ、これらはそれぞれ、罹患度：過去、進行性：現在、回復力：未来を表すと考えると捉えやすいです。デンタルX線写真からはとくに罹患度・進行性を読み取れます。本症例の場合、

- **罹患度**：年齢を考えると骨吸収量は大きく、高い
- **進行性**：とくに臼歯部において、デンタルX線写真から歯槽頂部歯槽硬線が消失していて高い

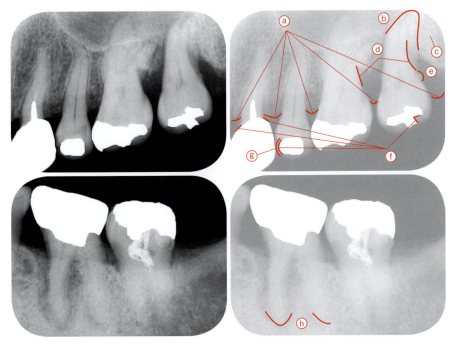

POINT!
歯周病に罹患したX線像
- a：歯槽頂部歯槽硬線の消失 → 歯周病は進行中である
- b：歯根膜腔の拡大 → 動揺の存在
- c：不透過性の高い骨梁像 → 外傷性咬合や根尖病変による炎症の存在
- d：根分岐部の透過像
- e：歯石の付着
- f：補綴物の不適合
- g：二次う蝕
- h：根尖病変

図❷　歯周病に罹患したX線像（Aさんの初診時）

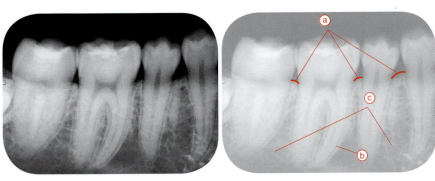

POINT!
正常なX線像
- a：明瞭な歯槽頂部歯槽硬線
- b：拡大のない歯根膜腔
- c：透過性の高い骨梁像

図❸　正常なX線像（参考）

POINT!
X線写真で隠されてしまう情報
- 炎症の有無
- 頰舌的な情報
- 付着の有無
- 海綿骨に限局した透過像（根尖病変など）

　以上より、いままで（過去）に大きな歯周病の進行がみられ、重度歯周炎症例となっただけではなく、現在も歯周病は進行中で、危険な状況にあると考えられます。
　こうなると、次は「未来はどうなのか？」ということが知りたくなります。これは、後述する回復力から読んでいきます。

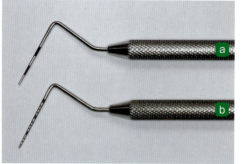

POINT!

PPD（歯周ポケット深さ）の誤差の原因
- 使用プローブの厚みの違い
- 解剖学的特徴の把握（プローブの挿入位置の誤り）
- プロービング圧の違い（適切な圧は20〜30gだが、術者や部位による差）
- ポケット底部での炎症性細胞浸潤[2]

図❹　SRP時など使用頻度の多いプローブはPCP12（a：ヒューフレディ）。長さ、細さともに挿入しやすく、歯石の探知や根面の滑沢感が最も指に伝わりやすいため、筆者は現在まで愛用している。プロービング時にはbを使用するが、目盛りの凹凸があるため、痛みに敏感な患者にはaに変えて行う

プロービングの活用

プロービングはX線写真を診ながら行う

　X線写真と照らし合わせながらプロービングを行うことにより、歯周組織の状況を正確に把握できます。深い歯周ポケットは何が原因なのか、歯石か、合着セメントの残存か、根分岐部病変か、歯内歯周病変か、歯根形態か、埋伏歯かなど、その理由を推測できます（図4）。

Aさんのプロービング検査値から病態を読み取ろう！

　Aさんの6mm以上の深い歯周ポケットが存在する部位の特徴は、大臼歯部および小臼歯部の隣接面と、大臼歯部の根分岐部または小臼歯部の歯根形態の縦溝（グルーブ）です。

動揺度をみる、SRPのタイミング・順番

　歯周病罹患歯を診査するうえで、動揺度の評価は重要です。歯の動揺をコントロールすることは、その歯を改善し、その後の進行を止めるうえで欠かせません。まずは動揺度を評価し、そのうえで歯科医師とともに動揺のコントロールに努めます。
　歯周基本治療においては、咬頭嵌合位での早期接触、咬合干渉や側方運動時のフレミタスを咬合調整によって除去していき、またプラークコントロールによる歯肉のシュリンケージ（引き締まり）によって動揺の改善を確認します。垂直性骨欠損が存在し、重度の動揺がみられる歯に対しては、いきなりSRPを実施せず、炎症と動揺のコントロールを行います。
　プラークコントロールとともに咬合調整を繰り返し、動揺のない他の部位から

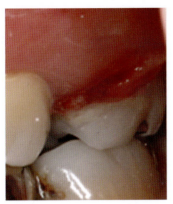

POINT!
動揺歯の診査
- 歯の動揺度（Millerの分類）
- 歯牙動揺測定器（ペリオテスト）
- フレミタス
- プロービング
- アタッチメントレベル
- X線写真による歯根膜腔の拡大

図❺　Aさんの主訴「|7の動揺を早く治してほしい」

SRPを開始し、動揺の収束を待ってからSRPを行うことで、骨欠損の改善が得られることがあります。

Aさんを動揺度から読み取ろう

Aさんの主訴である|7は3度の動揺と歯根膜腔の拡大、骨内欠損が認められ、原因は咬合性外傷と判断しました。初診時は抜歯の可能性も考えながら、改善傾向がみられた場合には歯周外科治療が必要と考えました（図5）。

歯周病の治りやすさを予測する

一口腔単位での歯周病の診方

ここまで、一歯単位での歯周組織の診方を中心に解説してきました。歯周病患者を診るうえでは、一口腔単位（keytooth、予後不安歯、宿主因子やリスクファクターの有無など）での診方も欠かせません。

しかし、同じように歯周基本治療を行っても、改善する方もいれば、しない方もいます。つまり、それは歯周病患者における個体差であり、まずはそれを捉え、その後に未来を予測します。未来は回復力で予測しますが、それには歯周病症例の難易度予測チャートを用います（後述の図7参照）。そして、ポジティブファクターとネガティブファクターの割合から、歯周病の治りやすさを予測します。

歯科衛生士治療計画の立案

歯周基本治療を始める前に、歯科衛生士の目線からも、個々の患者の歯周組織の反応（治りやすさ）を予測し、X線写真や歯周基本検査をもとに、歯科衛生士治療計画（図6）を立案します。そこで重要なのは、keytoothや予後不安歯の認識、また患者の回復力の予測を歯科衛生士も歯科医師と同じように、ある程度の見識をもって捉えられることだと思います。

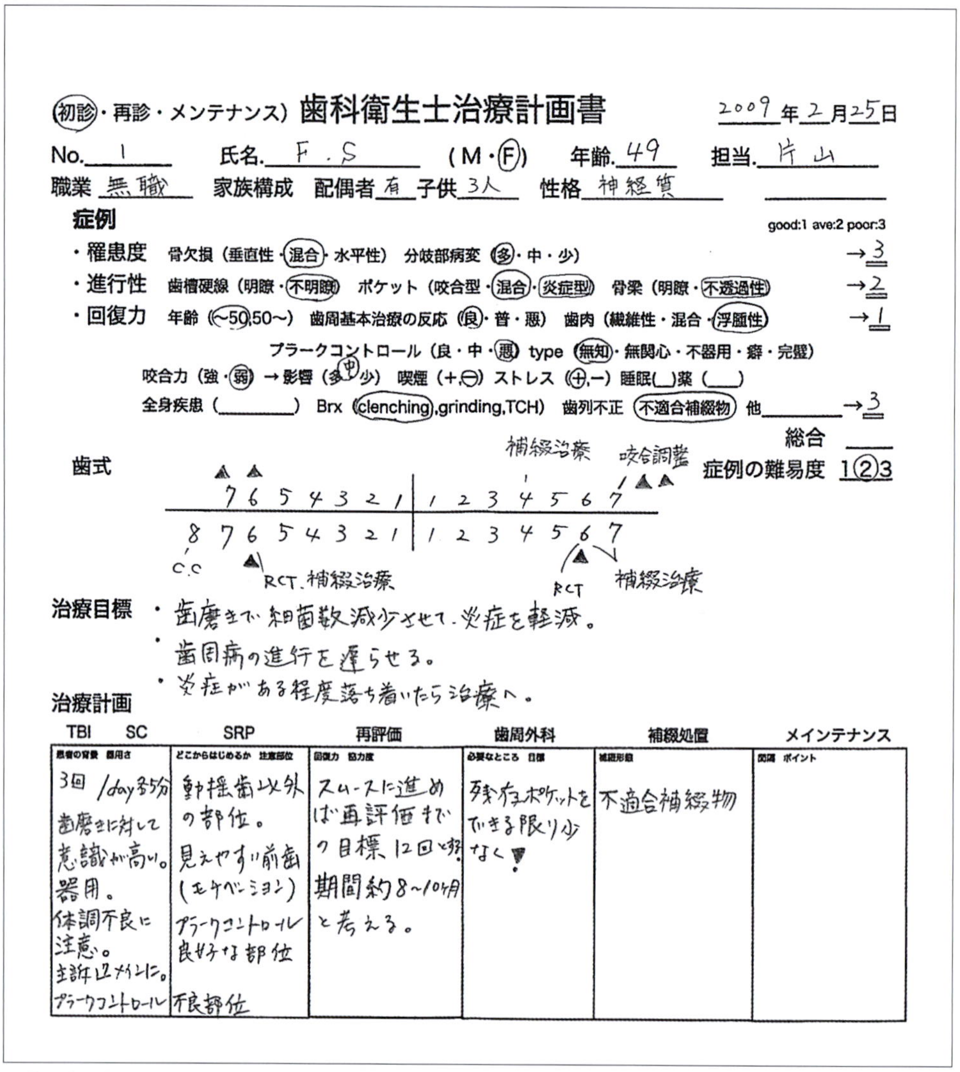

図❻ 歯科衛生士治療計画書（▲：歯周外科必要）

	ネガティブファクター		ポジティブファクター
年齢	○ 高齢（70歳以上）	○	● 若い（50歳未満）
喫煙	○ 喫煙	● 非喫煙	
歯肉の炎症	○ 潜在	○ 混在	● 顕在
全身疾患	○ あり	● なし	
プラークコントロール	○ 不良	● 良好	○ ほぼ完璧
過重負担、力の影響	○ あり	● なし	

歯周病の回復力の予測 ↑
歯周病の治りやすさの予測 ↑

図❼ 歯周病症例の難易度予測チャート

　そのうえで、患者の宿主因子[3]やリスクファクターから歯周病の治りやすさ（回復力）を、歯周病症例の難易度予測チャート（**図7**）を使って考えます。そして、治療目標を立て、SRPをどこから始めるかを検討します。

1．歯周病患者の回復力を予測

　前述のデンタルX線写真より、本症例は罹患度も進行度も高いと判断しました。では、回復力はどうでしょうか？　慢性歯周炎患者としては比較的若い年齢、かつ浮腫性歯肉とポジティブファクター[4]が存在し、治癒を妨げる全身疾患や喫煙も

認められないなど、ネガティブファクター[4]が少ないことから、回復力は高く、治療に対する歯周組織の反応は良好と予測しました。

2．歯周基本治療の進め方を計画

1）主訴への対応

　セルフケアは協力的で、歯磨き（1日3回、各5分）を器用に行い、習慣化されていましたが、体調不良（更年期障害）を考慮する必要がありました。そして、さらなる改善を期待し、まずは主訴である7の動揺を減少させることを中心とした口腔清掃指導を進めました。そして、プラークコントロールの徹底により、辺縁歯肉の炎症の改善を図った後、SRP を行うことにしました。

2）SRP の順番、期間を計画

　Aさんのモチベーション向上に繋がりやすい上下顎前歯部から開始し、動揺歯を除く上顎左側臼歯部、下顎左側臼歯部、上顎右側臼歯部、下顎右側臼歯部の順に進めることにしました。動揺歯は、プラークコントロールからの歯肉収縮による動揺度の減少を観察するほか、早期接触・フレミタスなどの咬合調整などを行い、動揺の収束を確認した後に SRP を行います[5〜7]。患者が協力的であれば、再評価検査まで目標12回、期間は約8〜10ヵ月と考えました。

　重度歯周炎罹患歯（7 6|7、6|6 ）は歯周外科処置も考えられましたが、まずは歯周基本治療への反応を観察・評価しながら、再 SRP による歯周ポケットの減少を検討することにしました。不適合修復物や補綴物は除去後に補綴治療を行い、清掃性の高い口腔内環境の確立を目指しました。

治療経過

まずはプラークコントロールの徹底

　歯周治療を行ううえで最も大切なことは、徹底したプラークコントロールであると考えています。プラークコントロールの徹底なくして、歯周基本治療の成功はありませんし、プラークが主因であることは間違いありません。簡単なことではありませんが、プラークコントロールがよければ、たとえ改善しにくい歯周病患者でも、進行を遅くすることはできます。

歯周基本治療

　口腔清掃指導（1歯面50回、小刻み：図8）と咬合調整によって7の動揺の改善を図りました。まずは、動揺歯を除いて SRP を行いました。Aさんは病気の親の世話で疲労しきっていたので、共感して励ましつつ、舌側からも歯間ブラシの使用を勧めると受け入れてもらえ、セルフケアは怠りませんでした。

　6|に動揺の増加が認められたため、補綴物を除去して自然移動を促しながら[8]、感染根管治療を行いました。しかし、6|および6|が同時に急性炎症を起こしたため、

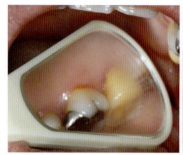
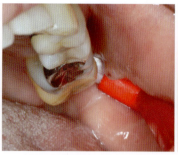
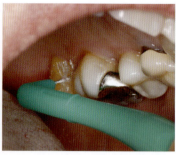

図❽　Aさん。プラーク付着部位は多いが、歯磨きは習慣化されているので関心はあると判断し、TBI のポイントを主訴の7にし、赤染めされたプラークが落ちるにはどう歯ブラシを当てたらよいか、手鏡で何度も落ちたかを確認し、気づいてもらえるきっかけ作りを試みた。主訴である7の動揺は長期対応となり、将来的には歯周外科処置が必要であることを説明して理解を得たうえで、TBI と咬合調整を最優先した

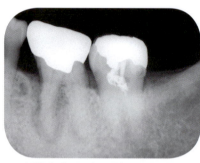
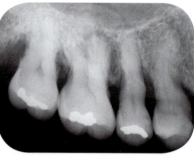
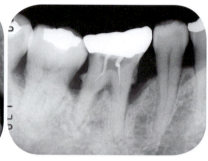

a：初診時（2009年2月）

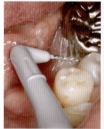
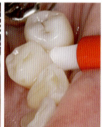
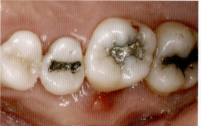
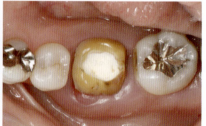

b：2009年6月

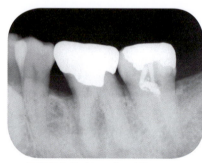
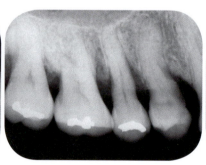
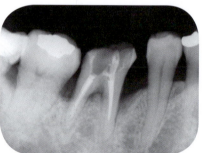

c：再評価直前（2009年9月）

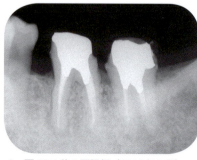
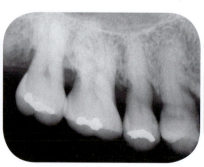
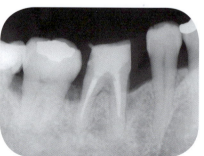

d：再SRP後の再評価（2010年5月）

図❾　TBI、SRP、TCH、再 SRP で対応。a：初診時（2009年2月）のデンタルX線写真。臼歯部に著しい骨内欠損が認められた、b：2009年6月、炎症を改善させるために舌側からも歯間ブラシの使用を勧め、SRP を行った、c：歯周基本治療後の再評価直前（2009年9月）のデンタルX線写真。炎症のコントロールにより、歯槽頂部歯槽硬線の明瞭化が認められた、d：再 SRP 後の再評価時のデンタルX線写真（2010年5月）。歯槽頂部歯槽硬線が明瞭化し、炎症と動揺のコントロールによって骨梁像の正常化が認められた

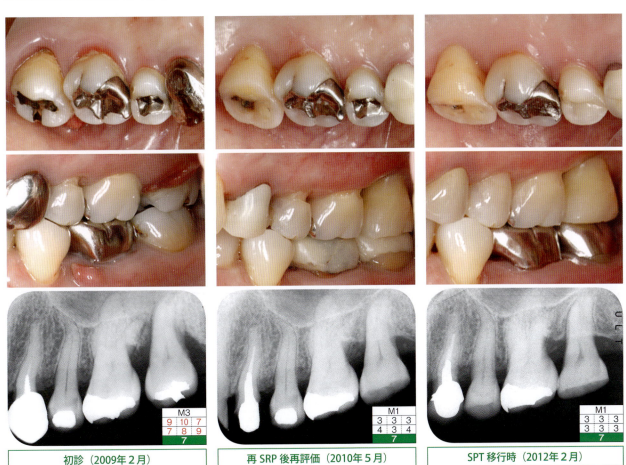

図⑩ 再評価時（2009年11月）の歯周組織検査表。BOP：12.1%、PCR：25.0%

図⑪ 7⎤の経過。プラークコントロール、TCH対応、咬合調整によって動揺が消失後、SRPを行った（初診から5ヵ月後）。SPT移行時には歯槽頂部歯槽硬線の出現を認め、歯周組織は安定したと判断した。歯周基本治療のみによって7⎤の骨欠損は改善した。また、全顎的にもPCR、BOP、PPD、動揺度は予測どおりに改善し、やはり治りやすい歯周病症例であると判断できた。初診時に予定していた歯周外科治療は不要になった

咬合調整と投薬後、SRPを行いました。Aさんは子どもの大学受験で悩み、朝方のくいしばりを自覚していたため、口腔清掃指導のほか、TCH[9]の対応を行いました（図9）。

再評価、再々評価時

再評価時（図10）には、炎症はほとんど消退し、残存歯周ポケットもわずかになりました。歯科医師と相談したうえで、この時点で治りやすい歯周病症例と判断できたため、初診時に計画していた歯周外科治療は行わず、不用意に歯根面を傷つけないように配慮しながら再SRPを行ったところ、歯周基本治療のみで歯周ポケットの改善、そして骨縁下欠損の改善、歯槽骨の平坦化が認められました（図11）。

初診時より歯周組織の反応を予測しつつ、実際に行った治療の反応を注意深く観察・評価しながら治療を進めたことで、歯周基本治療の効果を最大限に引き出すことができました[10]。

プラークコントロール・モチベーション

　ここからは、おもに一個人単位（患者の生活背景、ライフステージの変化など）で診ていきます。実際の臨床で最も重要で、歯周治療成功の鍵を握るのは、モチベーションの確立によるプラークコントロールの成功とその維持です。そのためには、患者を理解して、信頼関係を構築することが欠かせません。

タイプ別にみるプラークコントロール

　患者にプラークコントロールを維持してもらうには、ただブラッシングの方法を教えればよいわけではありません。術者自身が行うプロフェッショナルケアと違い、プラークコントロールは患者自身の参加が必須であり、さまざまに個別の対応をしていくことが求められます。そこで筆者は、患者を「無知」、「無関心」、「不器用」、「癖、ほぼ完璧」という4つのタイプに分け、適宜対応を変えています（**表3**）。

　Aさんは、初診時「①無知」でしたが、歯周基本治療時は「③不器用」となり、SPT時には「④ほぼ完璧」となりました。

モチベーションに必要なこと

　患者が本気で磨くようになるまで、5〜15年以上かかる場合があります。来院が途絶えてしまえばモチベーションに失敗したことになると考えますが、話に興味を示さなかったり、磨けていなかったりするのは、必ずしも失敗ではありません。自分の考えを無理に患者に押しつけず、気長に構え、「自分の歯は自分で守る。そのための歯磨きである」ことに気づいてもらうために、技術指導より「歯磨きを努

表❸　タイプ別にみるプラークコントロール

① 無知	▪ 磨き方などの方法論よりも、なぜ磨かなければならないのかを一緒に考える ▪ 歯周病学の基礎知識なども含め、わかりやすく説明する ▪ モチベーションの確立を行う
② 無関心	▪ 最も対応が難しいと考え、現状と今後をしっかりと伝える ▪ それでも関心を示してもらえない場合や、改善しない方はあまり深追いせずに、歯科医師と相談しながら、介入の是非を検討する ▪ できるのにやらない（時間が短い）のはなぜか、その原因を考えながら対応することが重要
③ 不器用	▪ 関心は高いものの不器用な方には、手を添えながら磨き方をできるだけわかりやすく伝える ▪ できるようになるまで歯垢染色液による確認を行い、その場で何度も練習する ▪ 繰り返し行うことで、プラークコントロールのレベルが格段に上がる患者も多くいる ▪ 不器用で何度やっても改善しない方は、できていることを褒めてモチベーションの維持に努める
④ 癖、ほぼ完璧	▪ 癖やほぼ完璧な方に対して、ワンポイント（磨き方などの方法論）のアドバイスを行う ▪ 赤染めは非常に有効 ▪ いままでのやり方を尊重しながら、否定せずにプライドを傷つけないように対応する

力したくなるような気持ちにさせる」ように、患者に寄り添って健康の獲得・維持を訴え続けなければならないと考えています。それには、「磨いたほうが得」と思えるような成功体験が必要です。しかし、すべての患者にそれができるとはかぎりません。そのため、さりげないコミュニケーションのなかで、歯周基本治療を通じて患者をよく理解し、信頼関係を構築することが重要です。さらに、シュガーコントロールも併せて対応することが重要であると考えています。

メインテナンス

■■■ SPT移行時

メインテナンスや SPT 時、どのような問題が起こると考えられるでしょうか。たとえば、ショ糖の過度な摂取頻度による二次う蝕や根面う蝕、急性炎症や歯周病の再発、動揺度の悪化や歯牙破折、プラークコントロールの低下やブラキシズムの自覚などが挙げられます。私たち歯科衛生士は、そのような問題を見逃さないようにする必要があります。参考までに、筆者が歯科医師とともに行っているメインテナンスや SPT でチェックしている項目を**表4**に列挙します[11]。

■■■ AさんのSPT移行時の注意点を考えよう！

Aさんの SPT 移行時（**図12**）[10] は、初診時から 3 年が経過していました。歯周基本治療のみで骨内欠損は改善し、歯槽骨の平坦化によってケアしやすい口腔内環境が得られました。SPT 移行時（3 ヵ月ごとの来院）の注意点としては、プラークコントロールレベルの維持と、ブラキシズムによる⌐7の動揺の再発、ショ糖の摂取頻度のコントロール（根面う蝕予防）などが挙げられました。

表❹ メインテナンスや SPT のチェック項目（参考文献[11] より引用改変）

□ 来院に対する動機づけ
□ 患者の精神面も含めた健康状態、生活の変化
□ 栄養状態、とくにショ糖の摂取頻度
□ プラークコントロールと再 TBI の必要性、PMTC
□ 歯肉の炎症やプロービングデプス、動揺度
□ スケーリング、ルートプレーニング、二次う蝕、根面う蝕
□ ブリッジや連結冠における合着セメントのウォッシュアウトや支台との離脱
□ 義歯のクリーニング
□ ブラキシズムの自覚、TCH、ナイトガードの使用状況
□ 歯科医師により、局部床義歯におけるクラスプと支台歯、床と顎堤との適合、咬合面の変化
□ 歯科医師により、顎位、早期接触など

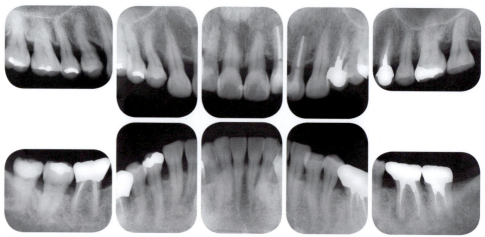

図⓬ SPT移行時（2012年2月）のデンタルX線写真10枚法。歯周基本治療のみで骨内欠損は改善し、歯槽骨の平坦化によってケアしやすい口腔内環境が得られた。PPD 1〜3mm 98％、PPD 4mm 2％、BOP（＋）：0％、PCR：16.0％

現在のSPT

　Aさんは現在、初診から9年が経過しますが、大きな変化はなく歯周組織は安定し、維持できています（**図13**）。子どもの結婚、出産、お孫さんの世話など多忙で、ライフステージの変化もあるなかで、今後も引き続き患者の健康状態や生活の変化に気づいて寄り添っていけるように、普段からコミュニケーションをとり、口腔内の些細な変化を見逃さずに対応していきたいと考えています。

【参考文献】
1）千葉英史：歯周病患者の個体差．歯界展望，86(3)：571-576，1995．
2）佐々木妙子：プロービングから得られる情報 プローブの有効な使い方．歯科衛生士，11(4)：9，1987．
3）斎田寛之：リスクファクターから考える個体差と歯の保存—天然歯の保存に努めた重度歯周炎症例—．日臨歯周誌，33(1)：33-39，2015．
4）斎田寛之：私の臨床 リスクファクターから考える歯周治療．日本歯科評論，74(3)：91-100，2014．
5）千葉英史：歯根膜の臨床観察と歯周病罹患歯の保存．日臨歯周誌，31(2)：87-88，2013．
6）Burgett FG, Ramfjord SP, NissleR R, et al.: A randomized trial of occlusal adjustment in the treatment of periodontitis patients. J Clin Periodontol, 19(6): 381-387, 1992.
7）Linde J, 岡本 浩（監訳）：第8章 咬合性外傷．Linde 臨床歯周病学とインプラント 基礎編 第3版，クインテッセンス出版，東京，1999：293-294．
8）斎田寛之：自然挺出の促し方．若林健史，小方頼昌（監），鎌田征之，稲垣伸彦（編），聞くに聞けない歯周病治療100，デンタルダイヤモンド社，東京，2018：78-79．
9）Sato F, et al.: Teeth contacting habit as a contributing factor to chronic pain in patients with temporomandibular disorders. J Med Dent Sci, 5(32): 103-109, 2006.
10）片山奈美：歯周基本治療で骨縁下欠損の改善がみられた広汎型重度慢性歯周炎症例．日臨歯周誌，35(1)：133-138，2017．
11）村松利安：歯周補綴を施した症例に対するSPTの要点．日本歯科評論，68(4)：145-152，2008．

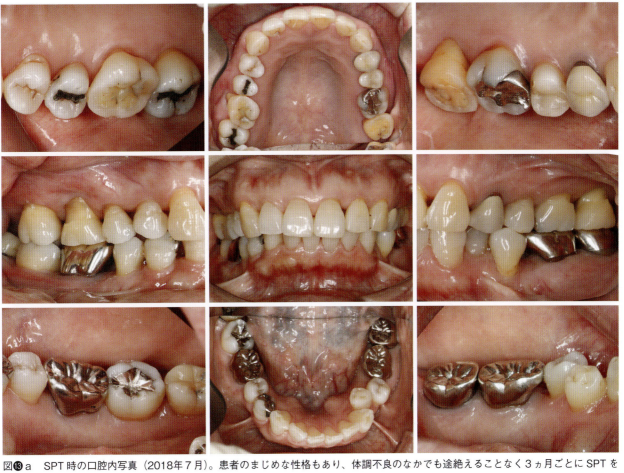

図⓭a　SPT時の口腔内写真（2018年7月）。患者のまじめな性格もあり、体調不良のなかでも途絶えることなく3ヵ月ごとにSPTを継続している

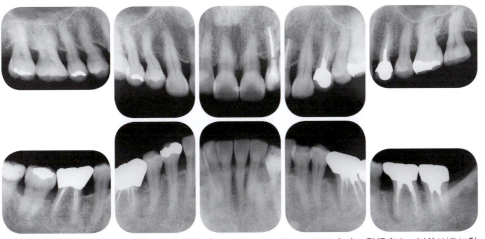

図⓭b　SPT時のデンタルX線写真10枚法。|7のPPD 1〜3mm、BOP（−）、動揺度0。以前は|7に動揺を認めたが、左下向きで噛みしめて寝ている癖を改善するように指導し、現在は安定している。PPD 1〜3mm 100%、BOP（＋）：4%、PCR：14.0%。歯周組織の連続性が依然として保たれている

まとめ

　本書を通じて、歯周治療を行ううえで大切な、一歯単位、口腔単位、そして個人単位（患者）で症例を読み取る大切さを解説しました。これらを押さえていくことで、歯科衛生士として診る目が養われると考えています。加えて、確かな知識と技術によって患者と長期にかかわることにより、結果として私たち歯科衛生士の臨床はさらに楽しくなると思います。それが歯周病による骨欠損をも改善することに繋がれば、なおさらです。

　私たち歯科衛生士が臨床でかかわる患者は、性格も環境も要求も価値観も十人十色です。全身疾患やストレス、喫煙、ブラキシズムなどの悪習癖などによってなかなか歯周病が改善しにくい方、仕事や育児、介護などで忙殺され、通いたい気持ちはあるものの、現実としてなかなか定期的に通院できない方など、さまざまな問題を抱えている場合も多いです。そのような患者をすべて理想的な治療に導くことはとても難しく、多くは個々に合わせた対応をとることになります。しかし、どの患者との出会いも一期一会として大切にし、日ごろから誠意を尽くす心構えでありたいと思います。

APPENDICES

付 録

歯科衛生士治療計画書 ·································· 142

歯周病の回復力と治りやすさの予測 ·································· 143

（初診・再診・メインテナンス）**歯科衛生士治療計画書** _____年___月___日

No._____　氏名_____（M・F）　年齢_____　担当_____

職業_____　家族構成　配偶者_____　子供_____　性格_____　_____

症例の難易度予測[1]　※罹患度・進行性の評価（一口腔単位、X線写真による）　good: 1　ave: 2　poor: 3

・**罹患度**　骨欠損（垂直性・混合・水平性）　分岐部病変（多・中・少）　歯槽骨吸収量［年齢考慮］（多・少）　→ __

・**進行性**　歯槽硬線（明瞭・不明瞭）　ポケット[2]（咬合型・混合・炎症型）　骨梁（明瞭・不透過性）　→ __

・**回復力**　年齢[3~6]（〜50・50〜）　歯周基本治療の反応（良・普・悪）　歯肉（線維性・浮腫性）　→ __

　　　　　プラークコントロール（良・中・悪）　type（無知・無関心・不器用・癖・完璧）

　　　　　咬合力（強・弱）→ 影響（多・少）　喫煙（＋・−）　ストレス（＋・−）　睡眠（_____）　薬（_____）

　　　　　全身疾患（_____）　Brx（clenching・grinding・TCH）　歯列不正　不適合補綴物　他_____　→ __

　　　　　　　　　　　　　　　　　　　　　　　　　　　　　　　総合　_____

　　　　　　　　　　　　　　　　　　　　　　　　　　　症例難易度　**1　2　3**

歯式

治療目標　・
　　　　　　・

治療計画

TBI	SC	SRP	再評価	歯周外科	補綴処置	メインテナンス
患者の背景　器用さ		どこからはじめるか 注意部位	回復力　協力度	必要なところ　目標	補綴形態	間隔　ポイント

© 『歯周基本治療のレベルアップ POINT』（デンタルダイヤモンド社）

【参考文献】

1）斎田寛之：歯周病症例の難易度の見方 治りやすいペリオ，治りにくいペリオ．the Quintessence，37(11)：34-58，2018．

2）池田雅彦：治りやすい歯周病と治りにくい歯周病．ヒョーロン・パブリッシャーズ，東京，2011．

3）Wolff L, Dahlen G, Aeppli D: Bacteria as risk markers for periodontitis. J periodontol, 65: 498-510, 1994.

4）Albandar JM, Rams TE: Risk factors for periodontitis in children and young persons. Periodontol, 29: 207-222, 2000 2002.

5）梅澤明弘：間葉系幹細胞による臓器再生 その表面マーカーに着目する．化学と生物，40(6)：362-369，2002．

6）広川勝晃：老化と免疫．化学と生物，36(5)：297-305，1998．

歯周病の回復力と治りやすさの予測

■　　　　　　　　　　　　　　　　　　　　　　　　月　　　日

	ネガティブファクター		ポジティブファクター
年齢	○ 高齢（70歳以上）	○	○ 若い（50歳未満）
喫煙	○ 喫煙	○ 非喫煙	
歯肉の炎症	○ 潜在	○ 混在	○ 顕在
全身疾患	○ あり	○ なし	
プラークコントロール	○ 不良	○ 良好	○ ほぼ完璧
過重負担、力の影響	○ あり	○ なし	

歯周病の
回復力の予測 ↑

歯周病の改善し
やすさの予測 ↑

■　　　　　　　　　　　　　　　　　　　　　　　　月　　　日

	ネガティブファクター		ポジティブファクター
年齢	○ 高齢（70歳以上）	○	○ 若い（50歳未満）
喫煙	○ 喫煙	○ 非喫煙	
歯肉の炎症	○ 潜在	○ 混在	○ 顕在
全身疾患	○ あり	○ なし	
プラークコントロール	○ 不良	○ 良好	○ ほぼ完璧
過重負担、力の影響	○ あり	○ なし	

歯周病の
回復力の予測 ↑

歯周病の改善し
やすさの予測 ↑

■　　　　　　　　　　　　　　　　　　　　　　　　月　　　日

	ネガティブファクター		ポジティブファクター
年齢	○ 高齢（70歳以上）	○	○ 若い（50歳未満）
喫煙	○ 喫煙	○ 非喫煙	
歯肉の炎症	○ 潜在	○ 混在	○ 顕在
全身疾患	○ あり	○ なし	
プラークコントロール	○ 不良	○ 良好	○ ほぼ完璧
過重負担、力の影響	○ あり	○ なし	

歯周病の
回復力の予測 ↑

歯周病の改善し
やすさの予測 ↑

© 『歯周基本治療のレベルアップ POINT』（デンタルダイヤモンド社）

著者プロフィール

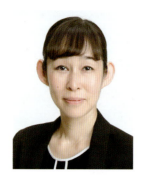

片山奈美（かたやま なみ）

1992年	アポロ歯科衛生士専門学校 卒業
1992〜1995年	目白若林歯科・歯周病研究所 勤務
1995年〜現在	村松歯科 非常勤
2009年〜現在	斉田歯科医院 非常勤
2009年	日本臨床歯周病学会 認定歯科衛生士
2015年	日本歯周病学会 認定歯科衛生士

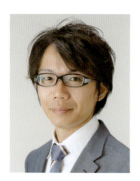

斎田寛之（さいだ ひろゆき）

2002年	東京医科歯科大学歯学部 卒業
2004〜2009年	西東京市・山口歯科医院 勤務
2007年〜	所沢市・斉田歯科医院 勤務
2008年	日本歯周病学会 歯周病専門医
2013年	日本臨床歯周病学会 認定医
2015年	日本歯周病学会 指導医
2016年	日本臨床歯周病学会 歯周病インプラント認定医
2018年	東京医科歯科大学 臨床教授

歯周基本治療のレベルアップPOINT
臨床記録の読み方、症例の見方、骨欠損の治し方

発行日	2019年3月1日　第1版第1刷
著　者	片山奈美　斎田寛之
発行人	濱野 優
発行所	株式会社デンタルダイヤモンド社
	〒113-0033 東京都文京区本郷3-2-15 新興ビル
	電話 = 03-6801-5810 (代)
	https://www.dental-diamond.co.jp/
	振替口座 = 00160-3-10768
印刷所	共立印刷株式会社

ⓒ Nami KATAYAMA, Hiroyuki SAIDA, 2019

落丁、乱丁本はお取り替えいたします

●本書の複製権・翻訳権・上映権・譲渡権・公衆送信権（送信可能化権を含む）は㈱デンタルダイヤモンド社が保有します。
● JCOPY〈(社)出版者著作権管理機構 委託出版物〉
本書の無断複写は著作権法上での例外を除き禁じられています。複写される場合は、そのつど事前に(社)出版者著作権管理機構（TEL:03-3513-6969、FAX:03-3513-6979、e-mail:info@jcopy.or.jp）の許諾を得てください。